柔道整復師
国家試験対策
臨床実地問題
から学ぶ

柔道整復理論

監修
勝見泰和

著者
伊藤　譲
荒木誠一

監修のことば

　高齢化社会の到来とともに，筋・骨格系の退行変性による患者さんの増加が見込まれ，安全で効果があり，なおかつ医療費があまりかからない治療法が望まれている．世界的にも「骨・関節の10年」として，関節痛や腰痛などの予防や治療法の改善を目指したキャンペーンが行われている．つまり，限りある財源のもとに，質のよい医療を提供しなければならないということである．日本はこのような状況下にあるにもかかわらず，柔道整復師の養成施設は増加の一途をたどっており，必然的に柔道整復師の国家試験は年々難しくなってきている．

　さて柔道整復師の役目は，「打撲，捻挫，脱臼，骨折等に対して応急的または医療補助的方法により，その回復を図らなければならない．また施術の制限として医師の同意を得た場合のほか脱臼又は骨折の患部に施術してはならない．ただし，応急手当をする場合はこの限りでない」と法律にて定められている．柔道などで怪我をしたとき，その現場で適切な応急処置を施すが，骨折などの損傷が疑われる場合は，すみやかに医療機関に搬送する．柔道整復師といえども適切な判断が要求され，医療機関への迅速な紹介が必要である．

　本書では臨床実地問題を単に解答するだけでなく，より深く臨床実地問題の疾患を理解できるように解説されている．学生諸君にとっては国家試験に合格できる知識の整理ばかりでなく，将来臨床の現場で役立つ知識を獲得できると思う．試験，試験と考えると勉強がいやになるが，自分が実際の現場で施術していると想定し，問題を解くと興味がもてるのではないか．その意味からいうと試験直前よりもっと余裕のあるときに本書で勉強することが望ましい．柔道整復理論の勉強をしているときには参考書としてさらに役立つであろう．

　最後に本書がこれから柔道整復師の国家試験に臨む学生諸君にとって参考となることを望む．また合格の後には外傷の現場で応急的または医療補助的方法により，その回復を図るよりよき柔道整復師になることを願うものである．

2005年6月30日　日吉にて

明治鍼灸大学整形外科
勝見泰和

まえがき

　柔道整復師国家試験の出題数は，第13回より230題となり，このうち，59題が柔道整復理論でした．柔道整復理論では，臨床の場を想定した，総合的・基本的な思考力や適切な判断力を評価する，いわゆる臨床実地問題が出題されています．臨床実地問題は，第3回から出題され，第3回〜第5回がそれぞれ2題，第6回は出題されませんでしたが，第7回〜第13回は9〜11題となりました．今後，柔道整復理論の問題に占める臨床実地問題の割合はますます高くなり，これまでの10題程度から15題程度に増加することも予想されます．また，近年，柔道整復師養成学校が増加し，柔道整復師国家試験の受験者は4,000人を超えるに至りました．さらに数年後には，いわゆる国試浪人も含め8,000人以上の受験者が見込まれます．柔道整復師の資質向上は命題であり，国家試験問題の難易度が高くなることによる合格率の低下は十分に考えられることです．このような状況の中で，国家試験に合格するためには，各教科について，さらに広く深い知識を必要とするのは当然として，柔道整復理論については，臨床実地問題に対しても個別の対応が必要です．これまでに出題された臨床実地問題の中には，簡単に正解を得られる問題もありましたが，回を重ねるごとに明らかに難易度が高くなってきています．そこで本書は，過去に出題された臨床実地問題をすべて網羅し，体の部位別に分類して，可能な限りの根拠を提示しながら解説することにより，今後出題が予想される難易度の高い臨床実地問題にも対応できる実力の養成を目的としました．さらには，国家試験対策にとどまらず，柔道整復理論の学習のまとめとして，臨床現場での対処能力の養成の一助となり，優れた柔道整復師が輩出されることを願って執筆しました．

2005年7月

明治鍼灸大学基礎柔道整復学教室
伊藤　譲
明治東洋医学院専門学校
荒木誠一

本書の特徴

1. 第1回～第13回に出題されたすべての臨床実地問題を収載しています．これらは，体の部位ごとに分類しました．
   　第1章；肩，第2章；上腕，第3章；肘，第4章；前腕，第5章；手，第6章；脊椎，第7章；骨盤・股，第8章；膝，第9章；下腿・足　で構成されています．各章の問題番号の次に，例えば（3－100）と記していますが，これは第3回の問題100を意味しています．
2. 同一部位内での出題順は，原則的に「骨折」（合併症含む），「脱臼」，「軟部組織損傷」，「その他」の順です．ただし，問題の前に例えば「骨折」の問題であるということは明記していません．これを明記すると，正解を予測できてしまうので，あえて部位のみの分類としています．
3. 同一の外傷の場合は，著者の判断で難易度の低い順に配列しています．例えば，「診断名を問う問題」「診断名を明らかにして合併症を問う問題」「診断名を明らかにせず合併症を問う問題」という順です．
4. 巻末には，付録として問題を解く上で絶対に必要な知識を，上肢と下肢に分け，図と表にまとめました．

本書の利用方法

　問題文の要点を，①年齢　②性別　③受傷機転　④主訴・症状　⑤検査所見　⑥治療　⑦固定法　⑧合併症　⑨後遺症　⑩診断名　の10項目に分類しています．これら以外には，社会歴，既往歴などがありますが，あまりみられません．ほとんどの問題が，上記10項目のうち，いくつかの組み合わせによって構成されています．

　実際に問題を解く際は，**利用例**のように問題文に下線を引きながら，解き進めていくことをお勧めします．この作業を繰り返すことにより，自然と①が年齢，②が性別……と覚えてしまいます．正解に深く関与するのは⑤検査所見の場合が多いのですが，これが⑤であることも自然と覚えてしまいます．このような方法で問題文中のキーワードを明確にすることで，学習の段階では，自分の知識の足りていない部分が明確になります．また，本番の国家試験では，正解を得るための根拠がどれであるかを一目瞭然にすることができ，見直しの際も，時間が短縮でき，混乱することも少なくなります．

利用例

第11回　問題96
　①18歳の②男子．③柔道の試合中投げられ肩から落ちて④肩部の疼痛を訴えて来所した．⑤-1上肢の挙上は不能で⑤-2鎖骨外側端部に上方突出変形を呈していた．⑩最も考えられる外傷はどれか．

　解説部分は，**抽出**，**分析**，**Final Answer**を中心に構成し，必要に応じて**補足**，**参照**を加え，理解を深め，応用力が身に付くように配慮しています．

　抽出では，問題文中の要点を分類して箇条書きにしています．

　分析では，主に抽出した要点について解説しています．

　Final Answerでは，主に分析した結果をふまえ，正解を得るに至る根拠を明確にして解説しています．容易に正解が得られる問題であっても，明確な根拠を示すことを心がけました．また，問題によっては解答プロセスをフローチャートに示したものもあります．解答は，抜き出して示すなど，明確に示していません．あえてこのようにしたのは，解説文を熟読していただきたいからです．

　補足では，出題された疾患等の，主に応用的な事項について解説しました．

　参照は，その問題を解く上での基礎的な事項（その多くは解剖学の知識）と鑑別診断についての，巻末の付録にある図・表を示しました．これら図・表の内容は，類似問題に対応するためにも絶対に必要ですし，実際の臨床現場でも必須の事項ですから，完璧に覚えてください．

知識の定着に繰り返しの学習は不可欠です．何度も繰り返して問題を解き，何度も解説を読んでください．そして何度も図・表を見てください．そうすることで，優れた学習効果が期待できます．「知識は身を助ける」．多くの知識が皆さんの血となり肉となることを願ってやみません．

　本書を利用していただき，不備な点，内容の誤りや改善すべき点，ご意見やご感想等がありましたら，是非とも教えてください．電子メールにてご連絡いただけましたら幸いです．メールアドレスは，judoseifuku@hotmail.co.jp です．すべてのご連絡にお応えすることはできませんが，可能な限りお応えします．

謝　辞

　本書の執筆に際し，多大なご協力をいただいた明治鍼灸大学・柔道整復学科・煙山奨也氏，小玉京士朗氏，中納正樹氏，図を作成していただいた伊藤絵美氏，明治東洋医学院専門学校・柔道整復学科教員・三野多岐恵氏，校正に際し終始熱心に対応いただいた医道の日本社・由井和美氏に深謝致します．
　最後に，本書発刊の機会をくださり，多くの助言をいただいた医道の日本社・山口泰宏氏に厚く御礼申し上げます．

カバーデザイン／デザイン事務所フラクタル

目 次

第1章　肩　　　　　　　　　　　　　　　　　　　　　　　　　　1

問 1（7 －92）…… **2** ／ 問 2（8 －92）…… **4** ／ 問 3（9 －91）…… **5**
問 4（11－96）…… **7** ／ 問 5（3 －100）…… **9** ／ 問 6（11－98）…… **10**
問 7（7 －91）…… **11**

第2章　上腕　　　　　　　　　　　　　　　　　　　　　　　　　13

問 1（10－91）…… **14** ／ 問 2（7 －93）…… **15** ／ 問 3（10－92）…… **16**

第3章　肘　　　　　　　　　　　　　　　　　　　　　　　　　　17

問 1（3 －99）…… **18** ／ 問 2（8 －93）…… **20** ／ 問 3（12－91）…… **22**
問 4（5 －99）…… **24** ／ 問 5（11－91）…… **26** ／ 問 6（5 －100）…… **27**
問 7（11－90）…… **28** ／ 問 8（7 －97）…… **29** ／ 問 9（11－92）…… **30**
問10（13－103）…… **31** ／ 問11（10－93,94,95）…… **32**
問12（9 －94）… **34** ／ 問13（12－92）…… **35** ／ 問14（9 －93）…… **37**
問15（13－98）…… **38** ／ 問16（11－97）…… **39** ／ 問17（9 －92）…… **40**

第4章　前腕　　　　　　　　　　　　　　　　　　　　　　　　　43

問 1（10－96）…… **44** ／ 問 2（12－93）…… **45** ／ 問 3（13－100,101）…… **48**
問 4（10－97）…… **51** ／ 問 5（7 －100）…… **52** ／ 問 6（13－99）…… **53**

第5章　手　　　　　　　　　　　　　　　　　　　　　　　　　　55

問 1（12－94）…… **56** ／ 問 2（11－93）…… **57** ／ 問 3（8 －94）…… **58**
問 4（11－94）…… **59** ／ 問 5（13－102）…… **60** ／ 問 6（9 －95）…… **61**
問 7（7 －98）…… **63** ／ 問 8（13－104）…… **64** ／ 問 9（7 －94）…… **65**
問10（8 －96）…… **67** ／ 問11（10－98）…… **68** ／ 問12（8 －95）…… **69**
問13（12－95）…… **70**

第6章　脊椎 ——————————————————— **73**

問**1**（9 − 99）…… **74** ／ 問**2**（13 − 92）…… **75**

第7章　骨盤・股 ——————————————— **77**

問**1**（11 − 95）…… **78** ／ 問**2**（12 − 97）…… **79** ／ 問**3**（9 − 96, 97）…… **80**
問**4**（12 − 96）…… **81** ／ 問**5**（8 − 97）…… **8** ／ 問**6**（12 − 98）…… **84**
問**7**（13 − 105）…… **86**

第8章　膝 ————————————————————— **89**

問**1**（7 − 95）…… **90** ／ 問**2**（4 − 100）…… **91** ／ 問**3**（4 − 99）…… **92**
問**4**（8 − 99）…… **93** ／ 問**5**（10 − 99）…… **94** ／ 問**6**（8 − 98）…… **96**
問**7**（13 − 106）…… **97**

第9章　下腿・足 ——————————————— **99**

問**1**（9 − 100）…… **100** ／ 問**2**（7 − 99）…… **101** ／ 問**3**（10 − 100）…… **102**
問**4**（12 − 99）…… **103** ／ 問**5**（9 − 98）…… **104** ／ 問**6**（12 − 100）…… **105**
問**7**（7 − 96）…… **108** ／ 問**8**（8 − 100）…… **109** ／ 問**9**（13 − 107）…… **111**
問**10**（11 − 99）…… **112** ／ 問**11**（11 − 100）…… **113**

付録（1）上肢の重要事項 ——————————— **115**

付録（2）下肢の重要事項 ——————————— **137**

第1章 肩

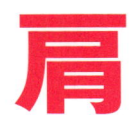

問1（7－92）

2歳の女児．庭で兄と遊んでいて押し倒されたらしい．右肘関節をほぼ直角位に曲げてその前腕を腹部につけ，痛いと言って泣いている．上肢に腫脹はなく，手および肘関節の他動屈伸は可能である．両手を腋窩に入れて抱き上げる際に著明な疼痛を訴える．考えられる外傷はどれか．
　1．鎖骨骨折　　2．上腕骨顆上骨折　　3．小児肘内障　　4．前腕骨骨折

①年齢　②性別　③受傷機転　④主訴・症状　⑤検査所見　⑥治療　⑦固定法　⑧合併症　⑨後遺症　⑩診断名

抽出

①：2歳
②：女児
③：押し倒された
④：右肘関節をほぼ直角位に曲げてその前腕を腹部につけ，痛い
⑤－1：上肢に腫脹はなし
⑤－2：手および肘関節の他動屈伸は可能
⑤－3：両手を腋窩に入れて抱き上げる際に著明な疼痛
⑩：考えられる外傷

分析

④：前腕を腹部につけているのは受傷部の動揺を避けるためと考えられる．
⑤－1：「2．上腕骨顆上骨折」「4．前腕骨骨折」では，骨折部の腫脹がみられる．「3．小児肘内障」では通例，肘関節部の腫脹はみられない．
⑤－2：「3．小児肘内障」では，肘関節を屈曲させると疼痛が増大するため，肘関節の他動屈曲は困難である．
⑤－3：両手を腋窩に入れて抱き上げることで受傷部に動揺が生じ，これが著明な疼痛となって現れるのは，選択肢の中では「1．鎖骨骨折」である．

Final Answer

上記と，肩関節を固定していれば「1．鎖骨骨折」でも手および肘関節の他動屈伸は可能であることをふまえ，正解は「1．鎖骨骨折」となる．
本問の解答プロセスをフローチャートにすると次のようになる．

第1章 肩

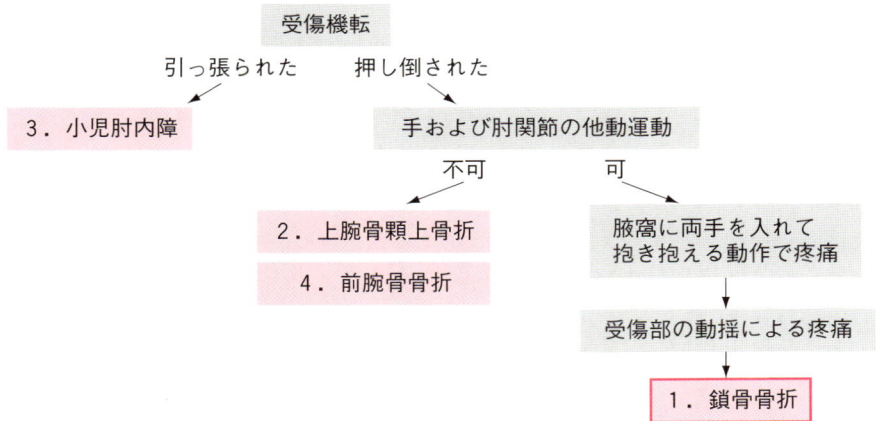

----Point----

【鎖骨の形態，構造】

　鎖骨の形態，構造を知ることは，鎖骨の機能に加え鎖骨骨折のパターンを理解する上で重要です．鎖骨の形態は正面からみればほぼ直線状，上面からみればS字状，内側は前方凸，外側は後方凸をなしています．鎖骨断面は，内側では管状構造をとり，中央部で細くなり，外側では扁平状になります．内側に付着する靱帯は胸鎖靱帯と肋鎖靱帯で，付着する筋は胸鎖乳突筋と大胸筋，胸骨舌骨筋です．中央部には靱帯は付着せず鎖骨下筋が付着するのみです．また，外側では肩鎖靱帯と烏口鎖骨靱帯，三角筋と僧帽筋が付着します．内側では胸鎖関節を介し胸骨と，外側では肩鎖関節を介し肩甲骨とそれぞれ連結しています．

　鎖骨の骨端線閉鎖は比較的遅く，22～25歳くらいとされており，胸鎖関節においては，関節面は小さいが靱帯が非常に強靱なため，青年にみられる胸鎖関節脱臼が実際には骨端線離開であることも多いので注意が必要です．

　鎖骨中央部1/3は管状構造で，軸性の牽引力や押圧に適応します．一方，扁平構造をとる外側1/3は筋や靱帯からの牽引力に適応します．従ってこれらの境界部は力学的弱点となっており，外側から外力を受けた場合には，中央部1/3は鎖骨下筋が付着するのみで筋や靱帯の補強もないため，中央部1/3に剪断力が働き骨折が生じることが多いのです．

問2（8 − 92）

24歳の男性．泥酔状態で転倒し右肩関節の受傷を主訴として来院した．肩関節前方脱臼と判断しコッヘル法で徒手整復した．整復感とともに脱臼の固有症状ならびに疼痛は消失したが，肩関節自動外転力が弱く，図の部位に感覚脱失領域を確認した．考えられる神経損傷はどれか．

1．副神経
2．腋窩神経
3．肩甲背神経
4．長胸神経

| ①年齢 | ②性別 | ③受傷機転 | ④主訴・症状 | ⑤検査所見 | ⑥治療 | ⑦固定法 | ⑧合併症 | ⑨後遺症 | ⑩診断名 |

抽出

①：24歳
②：男性
③：転倒し右肩関節を受傷
⑩：肩関節前方脱臼
⑥：コッヘル法で徒手整復
④：脱臼の固有症状ならびに疼痛は消失
⑤−1：肩関節自動外転力が弱い
⑤−2：図の部位に感覚脱失領域
⑧：**考えられる神経損傷**

分析

　上記の③→⑩→⑥→④より，脱臼の整復は完了しているので，その合併症が問われることになる．
⑤−1：肩関節の外転は，三角筋中部線維と棘上筋が主動作筋で，三角筋は腋窩神経に，棘上筋は肩甲上神経に支配される．
⑤−2：図の領域の知覚を支配するのは腋窩神経である．

Final Answer

　「1．副神経」は僧帽筋，胸鎖乳突筋を，「3．肩甲背神経」は肩甲挙筋，菱形筋を，「4．長胸神経」は前鋸筋をそれぞれ支配している．したがって，正解は「2．腋窩神経」となる．

参照

図2　上肢のデルマトームと知覚神経支配　（☞p.117）
表1　肩関節の運動と筋　（☞p.118）

問3（9－91）

22歳の男性．運送業．右利きで小・中学校時代は野球のピッチャーとして活躍した．19歳のときに転倒して，右肩関節脱臼を起こし，整復して2週の包帯固定をした．21歳のときにも脱臼を繰り返し，3回整復固定を行った．最近，肘をつきテレビを見たり，寝返りを打ったりする際に右肩の不安定感が強くなり，仕事にも支障をきたすため来所した．徒手検査で，右肩の前方不安定感を認めるも下方不安定感はなかった．左肩には症状は認めず，その他特記事項はない．最も考えられるのはどれか．

1．動揺肩（loose shoulder）　　2．肩腱板断裂　　3．陳旧性肩鎖関節脱臼
4．反復性肩関節脱臼

①年齢　②性別　③受傷機転　④主訴・症状　⑤検査所見　⑥治療　⑦固定法　⑧合併症　⑨後遺症　⑩診断名

抽出

①：22歳
②：男性
既往－1：19歳のときに転倒して，右肩関節脱臼
既往－2：21歳のときにも脱臼を繰り返し，3回整復固定
④：肘をつきテレビを見たり，寝返りを打ったりする際に右肩の不安定感が強い
⑤－1：右肩の前方不安定感
⑤－2：下方不安定感はなかった
⑩：最も考えられるのは

分析

本問の患者には，明らかな外傷の既往がある（既往－1）．

「1．動揺肩（loose shoulder）」は，肩関節の非外傷性不安定症で，肩関節の構成体に肉眼的異常がないにもかかわらず，上腕骨頭が下方へずれる傾向があるものをいう．したがって，既往－1および⑤－2により完全に否定される．

「2．肩腱板断裂」の主症状は，運動痛，夜間痛や挙上力の低下であり，ドロップアームサイン，ペインフルアークサインやクレピタスサイン，インピンジメントサインが陽性となる．通例，④，⑤－1のような肩関節の不安定感はみられない．

脱臼は，時間的経過によって新鮮脱臼と陳旧性脱臼に分類される．新鮮脱臼とは脱臼を起こしてから数日以内のもので，陳旧性脱臼とは一般的に約3週間以上を経過したものをいう．「3．陳旧性肩鎖関節脱臼」では，現在もなお脱臼の状態であることを意味するので否定される．陳旧性脱臼とは脱臼が整復されずに放置されたものである．

「4．反復性肩関節脱臼」は外傷性不安定症の代表的な疾患で，外傷性脱臼の病態の一部が治癒せず，その後軽度の外力でも脱臼を繰り返すようになったものをいう．

Final Answer

　徒手検査で，右肩の前方不安定感（⑤-1）が認められたとあるが，これは前方不安感テスト（anterior apprehension test）のことで，反復性肩関節脱臼の所見の一つである．外傷性脱臼の既往があり，脱臼の繰り返しがみられ，不安定感が存在することから正解は「4．反復性肩関節脱臼」となる．

補足

　外傷性脱臼に続発して脱臼を繰り返す場合を反復性脱臼，明らかな外傷なく脱臼を繰り返す場合を習慣性脱臼として区別されている．
　「4．反復性肩関節脱臼」の典型的な病態には，バンカート（Bankart）病変とヒル・サックス（Hill-Sachs）病変がある．バンカート病変は，関節窩側に生じ，関節唇の剥離，前下関節上腕靭帯の断裂，関節窩縁の骨折がみられる．ヒル・サックス病変は，上腕骨側に生じ，骨頭後外側の陥没骨折がみられる．

参照

表7　肩甲部の疾患の比較　（☞p.124）
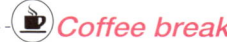　上肢の冠名骨折など　（☞p.72）

###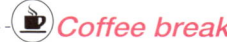

【肩関節脱臼の分類の覚え方】

※あくまでも「覚えるためだけ」ですのでご注意下さい．
肩関節脱臼の分類は，大きく以下の4つに分類されます．

　　1．前方脱臼
　　2．後方脱臼
　　3．下方脱臼
　　4．上方脱臼

「前方脱臼」は，自分で自分の肩を見ながら「烏口**下**」と「鎖骨**下**」で，間違いない．
「後方脱臼」は，他人の肩甲骨あたりを後方から眺めて，「肩峰**下**」と「棘**下**」で，間違いない．
　前方でも後方でも細かい分類では**下**がつきます．
「上方脱臼」は，「烏口突起**上**」で，上方だけに上がつく．
「下方脱臼」は，「腋**窩**脱臼」と「関節**窩**下脱臼」．ここをまずしっかり覚えましょう．
『家宝は，かかぁ（おかあさん）！』
　すなわち，かほう（下方）は，窩下ぁ！です．下方脱臼の細分類だけ，**窩**がついてます．これをしっかり覚えておくと，4択問題で迷うことはまずないでしょう．

問 4 (11 － 96)

> 18歳の男子．柔道の試合中投げられ肩から落ちて肩部の疼痛を訴えて来所した．上肢の挙上は不能で鎖骨外側端部に上方突出変形を呈していた．最も考えられる外傷はどれか．
>
> 1．定型的鎖骨骨折　2．上腕骨外科頸骨折　3．肩鎖関節脱臼　4．肩関節脱臼

①年齢　②性別　③受傷機転　④主訴・症状　⑤検査所見　⑥治療　⑦固定法　⑧合併症　⑨後遺症　⑩診断名

抽出

①：18歳
②：男子
③：柔道の試合中投げられ肩から落ちて
④：肩部の疼痛
⑤－1：上肢の挙上は不能
⑤－2：鎖骨外側端部に上方突出変形
⑩：最も考えられる外傷

分析

受傷機転（③）と所見（⑤－1）からは選択肢すべての疾患が考えられる．

Final Answer

鎖骨外側端部の上方突出変形（⑤－2）を呈する疾患としては，鎖骨外端骨折（NeerⅡ型）と肩鎖関節脱臼（TossyのⅢ度損傷）が考えられ，選択肢から，正解は「3．肩鎖関節脱臼」（上方脱臼）となる．

補足

著明に鎖骨外側端部の上方突出変形（階段状変形）を呈するのは，肩鎖関節脱臼でのTossyのⅢ度と鎖骨外端骨折でのNeerのⅡ型である．鎖骨外端骨折NeerのⅡ型は手術療法の適応となる．

詳細は次頁に記した．

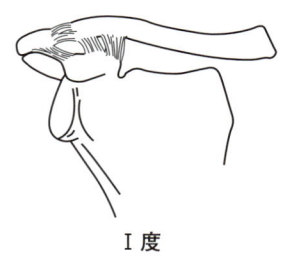 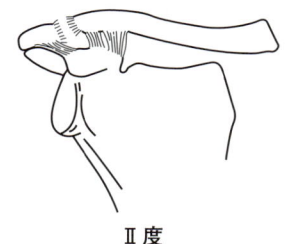 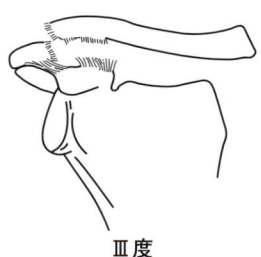

Ⅰ度　　　　　　　　Ⅱ度　　　　　　　　Ⅲ度

Tossy の分類

（柔道整復学—理論編．改訂第4版．南江堂．p.220より改変）

Tossy の分類（肩鎖関節脱臼）
Ⅰ度：肩鎖関節捻挫（部分断裂）．X線像上，肩鎖関節の変形なし．烏口鎖骨靱帯の断裂なし．
Ⅱ度：肩鎖関節靱帯完全断裂．烏口鎖骨靱帯の損傷あり（断裂なし）．X線像上，鎖骨外端はやや上方に転位してみえる．
Ⅲ度：肩鎖関節靱帯，烏口鎖骨靱帯ともに完全断裂し，肩鎖関節は脱臼して肩は下方に変位（鎖骨外側端部は上方に突出）．

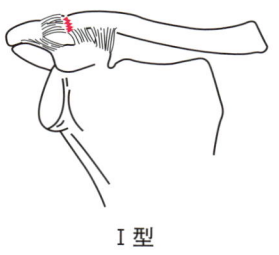 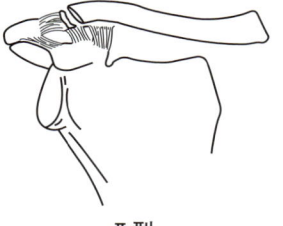 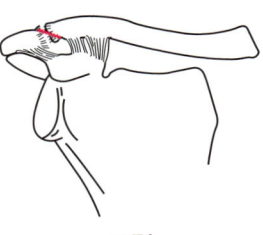

Ⅰ型　　　　　　　　Ⅱ型　　　　　　　　Ⅲ型

Neer の分類

Neer の分類（鎖骨外端骨折）
Ⅰ度：遠位端骨折
Ⅱ度：烏口鎖骨靱帯部骨折（不安定型）
Ⅲ度：肩鎖関節面にかかる骨折（関節内骨折）

問5（3－100）

> 55歳の女性．5年前に右肩関節周囲炎の既往がある．約1か月前に階段を踏みはずし右肩を強打した．以来，運動痛，夜間痛が持続している．肩関節は他動的に挙上可能であるが，自動的には外側挙上は45度までにとどまる．最も考えられる疾患名はどれか．
>
> 1．五十肩　　2．上腕骨骨頭骨折　　3．腱板損傷　　4．腋窩神経損傷

①年齢　②性別　③受傷機転　④主訴・症状　⑤検査所見　⑥治療　⑦固定法　⑧合併症　⑨後遺症　⑩診断名

抽出

①：55歳
②：女性
既往：5年前に右肩関節周囲炎
③：約1か月前に右肩を強打
④：運動痛，夜間痛
⑤－1：肩関節は他動的に挙上可能
⑤－2：自動的には外側挙上は45度まで
⑩：最も考えられる疾患名

分析

①：「1．五十肩」は外傷の既往なく生じる．50歳代（①）で「1．五十肩」であれば，④は該当するが，明確な外傷の既往（③）があるため否定される．
⑤－1：「2．上腕骨骨頭骨折」では肩関節運動時の疼痛が著明で，他動運動は不能である．
⑤－2：外転筋力の低下と素直に考えると，受傷時から約1か月が経過しているため，相応の筋萎縮が想定され，三角筋や棘上筋の筋力低下による可能性もある．

Final Answer

「4．腋窩神経損傷」でも，棘上筋（肩甲上神経）の作用により肩関節の外転45度程度は可能な場合もあるが，運動痛，夜間痛の持続（④）は考えにくく，「3．腱板損傷」が正解となる．

補足

五十肩の症状は肩甲部の疼痛と運動制限で，疼痛は寒冷時や夜間に強い．肩関節の運動はあらゆる方向に制限され，例えば外旋制限では結髪動作が，内旋制限では結帯動作が困難となる．
腱板損傷の主症状は，肩の運動痛，夜間痛，外転力の低下で，断裂部には圧痛が認められる．有痛弧徴候（ペインフルアークサイン）は一般に陽性で，肩峰前縁部で雑音を聴取できることも多い．筋力低下の程度はさまざまで，肩関節外転保持が不能な場合（ドロップアームサイン陽性）から健側に比べ保持力がやや低下している程度といったものもみられる．

参照

表7　肩甲部の疾患の比較　（☞p.124）

問6（11 − 98）

50歳の女性．3年前左肩関節痛があり，近くの病院で五十肩と診断され治療を行い軽快した．1か月前にオートバイで走行中に転倒し，肩部を強打，以来肩部の疼痛を訴え，ことに患部を下にして寝ると夜間の疼痛が強い．肩関節の外転は他動的には可能であるが，自動運動では60度位に制限されている．最も考えられる疾患はどれか．

1．五十肩　　2．腱板損傷　　3．肩関節脱臼　　4．上腕骨外科頸骨折

①年齢　②性別　③受傷機転　④主訴・症状　⑤検査所見　⑥治療　⑦固定法　⑧合併症　⑨後遺症　⑩診断名

抽出

①：50歳

②：女性

既往：3年前左肩関節痛があり，近くの病院で五十肩と診断され治療を行い軽快

③：1か月前にオートバイで走行中に転倒し，肩部を強打

④−1：以来肩部の疼痛

④−2：患部を下にして寝ると夜間の疼痛が強い

⑤：肩関節の外転は他動的には可能であるが，自動運動では60度位に制限

⑥：**最も考えられる疾患**

分析

1か月前にオートバイで走行中に転倒し，肩部を強打した（③）という外傷が症状（④−1，④−2）の原因である．

「1．五十肩」は，外傷の既往なく生じる．

⑤：「3．肩関節脱臼」（烏口下脱臼）では，他動的な外転運動は可能であるが，軽度外転（約30度）位に弾発性に固定される．「4．上腕骨外科頸骨折」では，通常，他動的な外転運動は疼痛のため不能である．

Final Answer

「1．五十肩」の定義は統一されていないのが現状である．一般に，50歳前後で外傷の原因のない疼痛と，肩関節拘縮を主症状とした病態を五十肩と呼ぶことが多い．今回の症例では以前に五十肩と診断されていることと50歳（①）という年齢から，腱板の何らかの変性が基盤にあり，この腱板の変性にバイクで転倒という外傷が加わったために腱板断裂が生じたと考える．また，夜間の疼痛が強い（④−2），肩関節の外転は他動的には可能であるが自動運動では60度位に制限（⑤）などの症状，所見は腱板損傷に特徴的である．したがって正解は「2．腱板損傷」となる．

参照

表7　肩甲部の疾患の比較（☞p.124）

問7（7-91）

60歳の男性．バスに乗っていて急ブレーキの際に吊り革を握っていた肩に激痛を感じた．以後運動痛とともに夜間痛があり，肩関節の運動制限が生じた．肩関節部に腫脹，変形はない．屈曲90度可能であるが外転は全く不能である．ヤーガソンテストは陰性である．最も考えられる外傷はどれか．

1．肩鎖関節脱臼　2．腱板断裂　3．肩関節脱臼　4．上腕二頭筋長頭腱断裂

①年齢　②性別　③受傷機転　④主訴・症状　⑤検査所見　⑥治療　⑦固定法　⑧合併症　⑨後遺症　⑩診断名

抽出

①：60歳
②：男性
③：急ブレーキの際に吊り革を握っていた肩に激痛
④-1：運動痛とともに夜間痛
④-2：肩関節の運動制限
④-3：肩関節部に腫脹，変形はない
⑤-1：屈曲90度可能
⑤-2：外転は全く不能
⑤-3：ヤーガソンテスト陰性
⑩：最も考えられる外傷

分析

①：「1．肩鎖関節脱臼」；15～30歳に好発
　　「2．腱板断裂」；好発年齢は特にないが，若年者では強大な外力か活発な動作の繰り返しで，50歳代以降は比較的軽微な外力で生じ，高齢者では原因なく断裂することもある．
　　「3．肩関節脱臼」；成人に好発
　　「4．上腕二頭筋長頭腱断裂」；40～50歳前後の肉体労働者に好発
③：介達外力による受傷である．
④-1：運動痛，夜間痛は，選択肢の中では「2．腱板断裂」に特徴的である．
④-2：「1．肩鎖関節脱臼」では特に外転運動が制限されるが全く不能（⑤-2）とはならない．
④-3：肩関節部に腫脹，変形がないことから「3．肩関節脱臼」は完全に否定される．
⑤-2：外転が全く不能となる可能性があるのは，選択肢の中では「2．腱板断裂」である．
⑤-3：「4．上腕二頭筋長頭腱断裂」が完全に否定される．

Final Answer

上記より，最も考えられるのは「2．腱板断裂」である．

参照

表7　肩甲部の疾患の比較（☞p.124）

第2章 上　腕

問1（10 - 91）

> 16歳の男子．野球の素振り練習中，他の生徒が振ったバットが上腕中央の外側部に当たった．最も損傷されやすい神経はどれか．
>
> 1．筋皮神経　　2．正中神経　　3．尺骨神経　　4．橈骨神経

①年齢　②性別　③受傷機転　④主訴・症状　⑤検査所見　⑥治療　⑦固定法　⑧合併症　⑨後遺症　⑩診断名

抽出

①：16歳
②：男子
③：バットが上腕中央の外側部に当たった
⑧：**最も損傷されやすい神経**

分析

選択肢の神経の上腕での走行は以下の通りである．
「1．筋皮神経」は，烏口腕筋を貫いて上腕二頭筋と上腕筋に筋枝を与え，上腕二頭筋腱の外側で外側前腕皮神経に続く．
「2．正中神経」は，はじめ上腕動脈の外側に沿って上腕の内側（内側上腕二頭筋溝）を下行し，上腕のほぼ中央の高さで上腕動脈の前を交叉し動脈の内側を走行して肘窩に達する．
「3．尺骨神経」は，上腕動脈の内側に沿って走り，中部で内側上腕筋間中隔を貫いて後側に向かい，下部では上腕骨の内側上顆のすぐ後ろ（尺骨神経溝）を走行する．
これら3つの神経は，上腕では，前方あるいは内側を走行する．

Final Answer

「4．橈骨神経」は，上腕では，上腕骨の後面（橈骨神経溝）を螺旋状に外下方に斜走する．上腕の下部で，外側上顆の上方において外側上腕筋間中隔を貫いて前面に出て，上腕筋と腕橈骨筋との間を走って肘窩に達する．上腕骨中央1/3での骨折に「4．橈骨神経」損傷が合併することは多く，これが正解となる．

参照

図3　上腕断面（☞p.120）
図7　正中神経の走行（筋枝）と障害（模式図）（☞p.129）
図8　橈骨神経の走行（筋枝）（☞p.132）
図9　尺骨神経の走行（筋枝）（☞p.134）

問 2（7 − 93）

　25歳の男性．アーム・レスリング大会に出場して，競技中に上腕骨骨幹部中下1/3境界部に螺旋状骨折を生じた．受傷直後から母指・示指・中指の背側に知覚障害が出現し，前腕の回外運動および母指の外転運動が不能であった．整復の後に外転副子を用いて固定する際の手関節の肢位はどれか．

　　1．屈曲位　　　2．伸展位　　　3．橈屈位　　　4．尺屈位

①年齢　②性別　③受傷機転　④主訴・症状　⑤検査所見　⑥治療　⑦固定法　⑧合併症　⑨後遺症　⑩診断名

抽出
①：25歳
②：男性
⑩：上腕骨骨幹部中下1/3境界部に螺旋状骨折
⑤−1：母指・示指・中指の背側に知覚障害
⑤−2：前腕の回外運動が不能
⑤−3：母指の外転運動が不能
⑦：外転副子を用いて固定する際の手関節の肢位

分析
　診断名が記されている問題であるから，その特徴をふまえながら解答を導く．
⑩：上腕骨骨幹部骨折は橈骨神経損傷を合併することが多い．
⑤−1：母指・示指・中指の背側の知覚を支配するのは橈骨神経である．
⑤−2：前腕回外の主動作筋は回外筋であり，その支配神経は橈骨神経である．
⑤−3：母指外転の主動作筋は，橈側外転ならば長母指外転筋，掌側外転ならば長・短母指外転筋である．長母指外転筋は橈骨神経，短母指外転筋は正中神経支配である．

Final Answer
　問われているのは，固定時の手関節の肢位である．上記より合併症として橈骨神経損傷が考えられ，橈骨神経損傷では下垂手（drop hand）を呈する．すなわち手関節が掌屈（屈曲）する．これを防ぐために手関節の固定肢位は「2．背屈（伸展）位」となる．

参照
図2　上肢のデルマトームと知覚神経支配（☞p.117）
図8　橈骨神経の走行（筋枝）（☞p.132）
表3　前腕の運動と筋（☞p.118）
表5　指の運動と筋（☞p.119）
表6　上肢の主な神経の支配筋と関連する外傷（☞p.122）
表20　橈骨神経障害（☞p.133）
表21　下垂手変形と下垂指変形の比較（☞p.133）

問3（10－92）

> 30歳の男性．上腕中央部骨折で異常可動性が著明に認められるが軋轢音を呈さなかった．最も注意を要する後遺症はどれか．
>
> 1．骨化性筋炎　　2．異所性骨化　　3．偽関節　　4．変形癒合

| ①年齢 | ②性別 | ③受傷機転 | ④主訴・症状 | ⑤検査所見 | ⑥治療 | ⑦固定法 | ⑧合併症 | ⑨後遺症 | ⑩診断名 |

抽出

①：30歳
②：男性
⑩：上腕中央部骨折
⑤－1：異常可動性が著明
⑤－2：軋轢音を呈さない
⑨：最も注意を要する後遺症

分析

「1．骨化性筋炎」は，上腕骨顆上骨折，上腕骨外顆骨折，外傷性脱臼などの後に起こる．粗暴な徒手整復，強すぎる可動域訓練や筋力増強訓練などが原因となる．

「2．異所性骨化」は，骨や関節周囲の軟部組織に外傷などの刺激が加わって起こる異常骨化現象で，本来骨形成のみられない部位に骨形成が認められる．

「3．偽関節」とは，骨損傷部の骨癒合経過が完全に停止したもので，一般的には6か月以上経過して異常可動性が明瞭な場合を指す．

「4．変形癒合」とは，骨損傷端が転位を残したまま骨癒合した状態であり，不正確な整復や不適当な固定により，正しい整復位が保持されなかった場合に生じる．

Final Answer

「3．偽関節」では，骨折端が硬化し，骨髄腔は骨性に閉鎖される．そのため，軋轢音は聴取されなくなる（⑤－2）．骨折間隙は線維性の瘢痕組織で充満され，異常可動性（⑤－1）が認められる．本問の症例が，骨癒合遷延であるのか，すでに偽関節が完成しているかは情報が乏しいため不明であるが，最も考えられるのは「3．偽関節」である．

補足

上腕骨骨幹部骨折では，偽関節を生じる例が比較的多い．危険因子としては，近位ないし遠位1/3の骨折，横骨折，骨折端の離開，軟部組織の介在，不適切な固定などがある．中央部の骨折では，骨折端の横断面が小さく，緻密な骨皮質が仮骨形成に不利なこともその理由である．

第3章

肘

問1（3－99）

> 5歳の女児．手掌をついて転倒した．肘関節部に変形をきたし，疼痛，腫脹共に著明である．ヒューター線に異常はなかった．応急処置の整復として正しいのはどれか．
>
> 1．直ちに整復を行う． 2．整復の前に確認しておくことがある．
> 3．整復の必要はない． 4．整復を行ってはならない．

①年齢 ②性別 ③受傷機転 ④主訴・症状 ⑤検査所見 ⑥治療 ⑦固定法 ⑧合併症 ⑨後遺症 ⑩診断名

抽出

①：5歳
②：女児
③：手掌をついて転倒
④－1：肘関節部の変形
④－2：疼痛，腫脹共に著明
⑤：ヒューター線に異常なし
⑥：応急処置の整復

分析

　関節部の変形（④－1）は，骨折，脱臼の固有症状としてあげられるが，ヒューター線に異常がない（⑤）こと，また小児の外傷（①）であることから上腕骨顆上骨折と考えられる．
　上腕骨顆上骨折の応急処置として特に注意すべき点は，循環障害や神経損傷の有無を確認することである．

Final Answer

　「1．直ちに整復を行う．」ことはもってのほかである．応急処置として整復が必要な場合もあり，また，柔道整復師法（第17条）によって応急処置は柔道整復師に認められている行為であることから，「3．整復の必要はない．」，「4．整復を行ってはならない．」が否定される．整復を行う前には循環障害や神経損傷の有無等を調べる必要があり，これらの判断によって応急処置の方法が決まる．したがって，正解は「2．整復の前に確認しておくことがある．」となる．
　フローチャートにすると次のようになる．

第 3 章 肘

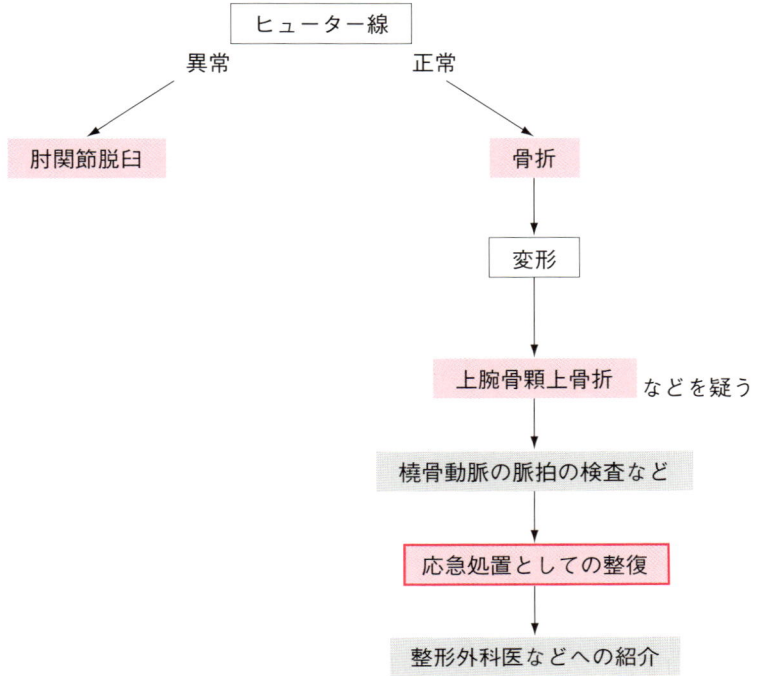

> 補足

1．骨折の固有症状
　1）異常可動性
　2）軋轢音
　3）転位と変形
　4）限局性局所圧痛（マルゲーニュ〈Malgaigne〉骨折痛）

2．脱臼の固有症状
　1）弾発性固定
　2）関節部の変形

> 参照

表9　上腕骨顆上伸展型骨折と肘関節後方脱臼の比較（☞p.124）

問2（8－93）

5歳の男児．鉄棒から落下して左肘を受傷した．初診時，左肘の変形，腫脹および異常可動性を確認し，徒手整復操作を数回行った．その直後，母指と示指の屈曲が不能で，中指の屈曲力も低下していた．考えられる神経損傷はどれか．

1．正中神経　　2．尺骨神経　　3．筋皮神経　　4．橈骨神経

①年齢　②性別　③受傷機転　④主訴・症状　⑤検査所見　⑥治療　⑦固定法　⑧合併症　⑨後遺症　⑩診断名

抽出

①：5歳
②：男児
③：落下して左肘を受傷
④：左肘の変形，腫脹および異常可動性
⑥：徒手整復操作を数回行った
⑤：母指と示指の屈曲が不能，中指の屈曲力も低下
⑧：**考えられる神経損傷**

分析

④：骨折の固有症状が含まれている．5歳（①）という年齢で好発する肘の骨折としては，代表的なものとして上腕骨顆上骨折，外顆骨折が想定できるが，決定できるだけの根拠はない．

⑥：徒手整復を数回行ったとあるが，その次に「その直後」という表現があることから，徒手整復によって神経損傷が生じたものと考えられる．臨床上は問題となる可能性があるが，本問ではこのことは特に解答とは無関係である．

⑤：母指のIP関節屈曲は長母指屈筋で正中神経支配である．示指および中指のPIP関節屈曲は浅指屈筋で正中神経支配，DIP関節屈曲は深指屈筋で正中神経と尺骨神経（尺側の一部）支配である．

Final Answer

上腕骨顆上骨折では，合併症として正中神経損傷はよく見られる（橈骨，尺骨神経損傷もある）が，断定はできない．正解を得るための根拠は⑤のみで「1．正中神経」となる．

補足

　正中神経の前腕上部から，運動枝の前骨間神経が起こる．前骨間神経は深指屈筋，長母指屈筋，方形回内筋を支配する．母指と示指の屈曲が不能（⑤）になることで，母指と示指で丸印を作るよう指示する（perfect O test）と，これができず，涙のしずくサイン（tear drop sign）がみられる．また，前骨間神経麻痺では，知覚神経障害がみられないので見逃されることがあり，注意を要する．

　正中神経麻痺は，種々の外傷や疾患により，特に肘部と手根部で起こることが多く，低位麻痺と高位麻痺に大別される．

　低位麻痺は，前腕遠位部や手根部で起こり，手に障害がみられ，母指球筋の麻痺と萎縮が生じ，母指の対立運動が障害されることもある．また，皮枝の分布域である母指・示指・中指の掌側の知覚の障害・脱失が起こる．母指球筋が萎縮し，母指が屈曲・外転できず，示指に沿って伸展位にある状態を猿手という．

　高位麻痺では，低位麻痺で起こる運動・知覚障害のほかに，前腕の長い屈筋群や回内筋の運動麻痺が起こる．

　正中神経には，交感神経線維が多く含まれているため，損傷により分布域の皮膚の細動脈の拡張（血管運動障害）や発汗障害が生じる．また，正中神経損傷後に，分布域の激しい灼熱痛（カウザルギー）を生じることもある．

参照

図7　正中神経の走行（筋枝）と障害（模式図）（☞p.129）
表5　指の運動と筋（☞p.119）
表17　正中神経障害（☞p.130）
表18　手根管症候群と円回内筋症候群の比較（☞p.131）
表19　手根管症候群と前骨間神経麻痺の比較（☞p.131）

☕ Coffee break

【上肢の末梢神経障害による手の変形の覚え方】

※あくまでも「覚えるためだけ」ですのでご注意下さい．

　正中・橈骨・尺骨神経の障害によって生じる手の変形は絶対に覚えておかなくてはならない基本事項です．覚え方は，『わしゃ，加藤猿正』．わ（鷲手）しゃ（尺骨神経），か（下垂手）とう（橈骨神経）さる（猿手）まさ（正中神経）．となります．それぞれ，実際にどのような変形が見られるのか確認しておいて下さい．

問3（12－91）

> 8歳の男児．転倒時，右手掌をつき骨折した．肘関節部の変形が強い．遠位骨片は騎乗して内側に強く転位し，神経損傷を合併している．最も障害されにくい運動はどれか．
>
> 1．肘関節屈曲　　2．手関節伸展　　3．示指屈曲　　4．母指内転

①年齢　②性別　③受傷機転　④主訴・症状　⑤検査所見　⑥治療　⑦固定法　⑧合併症　⑨後遺症　⑩診断名

抽出

①：8歳
②：男児
③：転倒時，右手掌をつき
⑩：骨折
④－1：肘関節部の変形が強い
④－2：遠位骨片は騎乗して内側に強く転位
⑧－1：神経損傷を合併
⑧－2，⑨：最も障害されにくい運動

分析

本問の症例は骨折と診断（⑩）されている．この骨折は，8歳という年齢（①）と肘関節部の変形が強く（④－1），遠位骨片は騎乗して内側に強く転位（④－2）という所見から上腕骨顆上伸展型骨折と考える．

Final Answer

上腕骨顆上伸展型骨折では小児であるため固定除去後の拘縮の予後は良好である．しかし遠位骨片が後方に屈曲していれば，当然その角度分だけ屈曲障害が出現する．したがって「1．肘関節屈曲」は生じる可能性がある．また，神経損傷は橈骨・正中神経が多い（次頁図参照）．よって橈骨神経に支配される運動「2．手関節伸展」と正中神経に支配される運動「3．示指屈曲」は合併症として考えられる．「4．母指内転」は尺骨神経支配の運動障害であるので最も障害されにくく，これが正解となる．

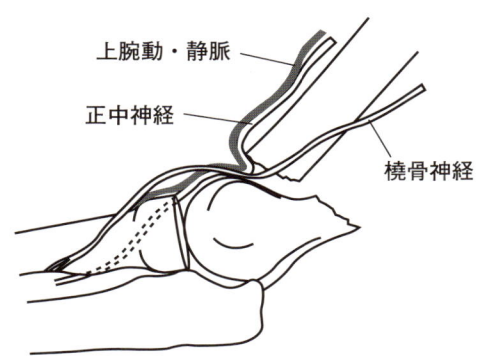

上腕骨顆上伸展型骨折の神経・血管損傷

（山野慶樹．骨折と外傷．全原出版．p.176より改変）

参照

図7　正中神経の走行（筋枝）と障害（模式図）（☞p.129）
図8　橈骨神経の走行（筋枝）（☞p.132）
図9　尺骨神経の走行（筋枝）（☞p.134）
表1　肘関節の運動と筋（☞p.118）
表4　手関節の運動と筋（☞p.119）
表5　指の運動と筋（☞p.119）
表6　上肢の主な神経の支配筋と関連する外傷（☞p.122）

問5(11-91)

6歳の男児．ブランコより落ちた際，肘関節伸展位で手掌部を地面に強くついた．右肘関節部に激しい疼痛，腫脹，運動障害が出現し来所した．肘頭・内側上顆・外側上顆の位置関係は正常であるが，右上肢長に短縮がみられ肘関節の厚さと幅が増大している．幼少年期に好発する骨折と診断された．合併症として起こりにくいのはどれか．

1．阻血性拘縮　　2．骨化性筋炎　　3．正中神経損傷　　4．外反肘

①年齢 ②性別 ③受傷機転 ④主訴・症状 ⑤検査所見 ⑥治療 ⑦固定法 ⑧合併症 ⑨後遺症 ⑩診断名

抽出

①：6歳
②：男児
③：肘関節伸展位で手掌部を地面に強くついた
④：右肘関節部に激しい疼痛，腫脹，運動障害
⑤-1：肘頭・内側上顆・外側上顆の位置関係は正常
⑤-2：右上肢長に短縮
⑤-3：肘関節の厚さと幅が増大
⑩：幼少年期に好発する骨折
⑧，⑨：合併症として起こりにくいのは

分析

幼少年が，肘関節伸展位で手をついて起こりやすい肘部の骨折は，顆上骨折，外顆骨折，内側上顆骨折などがある（①，③，⑩）．
⑤-1：ヒューター線（肘伸展位）あるいはヒューター三角（肘屈曲位）が乱れていない．
⑤-2，3：短縮転位（近位骨片に遠位骨片が騎乗）によるものと判断できる．外顆骨折，内側上顆骨折では，これらの所見はみられない．

本問では，幼少年に好発する骨折（⑤）と診断されており，年齢（①），受傷機転（③），症状（④）および所見（⑤-1～⑤-3）から，上腕骨顆上伸展型骨折と考える．

Final Answer

上腕骨顆上骨折の合併症として，a．循環障害→**阻血性（フォルクマン）拘縮**，b．**神経損傷**（橈骨，**正中**，尺骨神経），c．皮膚損傷，d．水疱形成，e．知覚・運動障害　などがあり，後遺症として，阻血性拘縮，外傷性**骨化性筋炎**，屈伸障害（特に屈曲障害），変形治癒：**内反肘**，**外反肘**　などがある．変形治癒として「4．外反肘」は起こることもあるが，内反肘の方が多い．したがって，選択肢の中で起こりにくいと考えられるのは「4．外反肘」となる．

問6（5－100）

> 7歳の男児．上腕骨顆上伸展型骨折で整復固定を受けたが，その夜から患者の蒼白，拍動消失とともに激しい痛みを訴えた．1か月後に手指に拘縮と神経障害とを認めた．最も関連するのはどれか．
>
> 　1．腋窩神経　　　2．筋皮神経　　　3．尺骨神経　　　4．正中神経

| ①年齢 | ②性別 | ③受傷機転 | ④主訴・症状 | ⑤検査所見 | ⑥治療 | ⑦固定法 | ⑧合併症 | ⑨後遺症 | ⑩診断名 |

抽出

①：7歳
②：男児
⑩：上腕骨顆上伸展型骨折
⑥：整復固定を受けた
⑧－1：その夜から患者の蒼白（「患者」は「患肢」とすべきで，実際は「患側の手あるいは手指」としたい）
⑧－2：拍動消失
⑧－3：激しい痛み
⑨：1か月後に手指に拘縮と神経障害
⑧－4：最も関連するのは

分析

　上腕骨顆上骨折に合併する神経損傷は，正中神経，橈骨神経が多い．
⑨：急性期に⑧－1～⑧－3がみられ，1か月経過したことからフォルクマン拘縮が完成したと考える．
　フォルクマン拘縮に合併する神経損傷は，正中神経，尺骨神経である．

Final Answer

　「1．腋窩神経」，「2．筋皮神経」の損傷で，手指の拘縮と神経障害は生じない．「3．尺骨神経」，「4．正中神経」はともに生じる可能性はあるが，「3．尺骨神経」の損傷は屈曲型の顆上骨折に合併することが多い．したがって，最も関連するのは「4．正中神経」となる．

問7（11－90）

> 5歳の男児．受傷後6週の上腕骨顆上骨折の後療法で関節拘縮改善のため温熱療法に加え，5週目から他動的矯正訓練を開始した．肘関節部に比較的高度な腫脹が再出現，局所熱感および運動痛を伴う関節可動域制限の増悪を認め，患児は施術を拒絶するようになった．骨折部の側方動揺性は認めない．当面行う処置として適切でないのはどれか．
>   a．他動的矯正訓練継続　b．早期手術施行　c．冷湿布施行　d．患肢固定施行
>
>   1．a, b　　　2．a, d　　　3．b, c　　　4．c, d

①年齢　②性別　③受傷機転　④主訴・症状　⑤検査所見　⑥治療　⑦固定法　⑧合併症　⑨後遺症　⑩診断名

抽出

①：5歳
②：男児
⑥－1：受傷後6週の上腕骨顆上骨折の後療法
⑥－2：関節拘縮改善のため温熱療法
⑤－1：5週目から他動的矯正訓練
⑤－2：肘関節部に比較的高度な腫脹が再出現
⑤－3：局所熱感および運動痛を伴う関節可動域制限の増悪
⑤－4：骨折部の側方動揺性は認めない
⑥－3：当面行う処置として適切でないのは

分析

5週目から他動的矯正訓練が開始されている（⑤－1）ので，これより以前に自動運動が開始されていることになる．骨折部の側方動揺性が認められない（⑤－4）ことから，遷延癒合の可能性は低いと考えられる．他動的矯正訓練が開始されて（⑤－1）から，肘関節部に比較的高度な腫脹が再出現し（⑤－2），局所熱感と運動痛を伴う可動域制限の憎悪が認められる（⑤－3）ことから，骨化性筋炎の徴候がみられているものと考えられる．

Final Answer

骨化性筋炎は，粗暴な徒手整復，早期あるいは強すぎる可動域訓練や筋力増強訓練が原因で，上腕骨顆上骨折後（⑥－1）等に生じることがある．したがって，「a.他動的矯正訓練継続」は即刻中止すべきである．また，一般的に，高度の腫脹がみられる時期は「b.早期手術施行」は行われない．腫脹や熱感がある（⑤－2，⑤－3）ことから，局所の冷却，消炎鎮痛処置として「c.冷湿布施行」を行い，運動痛もみられることから安静を目的とした「d.患肢固定施行」が望ましい．したがって，適切でない処置として，正解は「1」となる．

問8（7－97）

37歳の男性．4歳のときに転倒し左肘関節部骨折の治療歴がある．約3年前から環指と小指にしびれ感が出現し，図のような手指変形・筋萎縮がみられるようになった．正しいのはどれか．

1．筋皮神経麻痺
2．正中神経麻痺
3．尺骨神経麻痺
4．橈骨神経麻痺

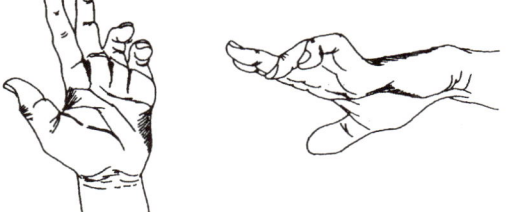

掌側面　　　尺側面

①年齢　②性別　③受傷機転　④主訴・症状　⑤検査所見　⑥治療　⑦固定法　⑧合併症　⑨後遺症　⑩診断名

抽出

①：37歳
②：男性
既往：4歳のときに転倒し左肘関節部骨折
④：約3年前から環指と小指にしびれ感が出現
⑤：図のような手指変形・筋萎縮
⑨：正しいのは

分析

④：環指の尺側と小指の知覚を支配するのは尺骨神経である．
⑤：環指，小指の屈曲拘縮と小指球筋の萎縮がみられる．鷲手変形．

Final Answer

小児の上腕骨外顆骨折では，肘関節外側部の偽関節や成長障害により外反肘変形をきたし，その程度が強い場合には内側の過伸展により，肘部管での遅発性尺骨神経麻痺を生じることがある．本問の左肘関節部骨折は上腕骨外顆骨折と想定され，その後遺症としての遅発性尺骨神経麻痺の症状と考え，「3．尺骨神経麻痺」と正解が得られる．

参照

図10　鷲手変形（☞p.136）
表6　上肢の主な神経の支配筋と関連する外傷（☞p.122）
表22　尺骨神経障害（☞p.135）

問9（11－92）

30歳の男性．5歳頃，左肘関節部を骨折したと母親にいわれている．約10年前から左手に軽いしびれを感じるようになった．1年前から左手第1指と第2指とで物をうまく挟めなくなったと訴え来所した．左肘関節は約60度外反しているが屈伸運動は正常であった．背側の骨間筋に萎縮を認め，図のテストが陽性，特に第4・5指のしびれ感が強く同指PIP・DIP関節の伸展が不能であった．5歳時の骨折で最も考えられるのはどれか．

1．上腕骨顆上伸展型骨折
2．上腕骨内側上顆骨折
3．上腕骨外顆骨折
4．橈骨頭骨折

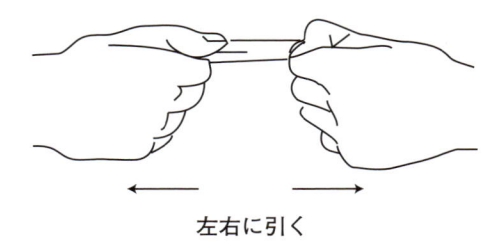

左右に引く

①年齢　②性別　③受傷機転　④主訴・症状　⑤検査所見　⑥治療　⑦固定法　⑧合併症　⑨後遺症　⑩診断名

抽出

①：30歳
②：男性
既往：5歳頃，左肘関節部を骨折した
④－1：約10年前から左手に軽いしびれ
④－2：1年前から左手第1指と第2指とで物をうまく挟めなくなった
⑤－1：左肘関節は約60度外反している
⑤－2：（肘関節）屈伸運動は正常
⑤－3：背側の骨間筋に萎縮
⑤－4：図のテストが陽性
⑤－5：特に第4・5指のしびれ感が強く
⑤－6：同指PIP・DIP関節の伸展が不能
⑩：5歳時の骨折で最も考えられるのは

分析

⑤－4：図は，フロマン（Froment）徴候で，左母指IP関節が屈曲していることがわかる．これは母指と示指で紙を挟んで両手で互いに引く際に，患側では母指内転筋（尺骨神経）の筋力低下を長母指屈筋（正中神経）が代償するために生じる．
　小児期の肘部の骨折の既往，著明な外反肘変形（⑤－1）と尺骨神経麻痺の所見（⑤－3～⑤－6）から，遅発性尺骨神経麻痺が考えられる．

Final Answer

遅発性尺骨神経麻痺は，「3．上腕骨外顆骨折」の後遺症として重要で，外反肘が生じ，肘

関節の屈伸運動により尺骨神経が摩擦を受けて麻痺が生じる（肘部管症候群）．したがって，最も考えられるのは「3．上腕骨外顆骨折」となる．

> **参照**
> 図6　肘部のエックス線読影法（☞p.123）
> 表5　指の運動と筋（☞p.119）
> 表22　尺骨神経障害（☞p.135）

問10（13－103）

18歳の女性．左手指のしびれと肘の痛みとを訴え来所した．既往に6歳時に左肘部の骨折がある．検査の結果（写真）を別に示す．最も考えられる障害はどれか．

1．正中神経麻痺
2．橈骨神経麻痺
3．尺骨神経麻痺
4．筋皮神経麻痺

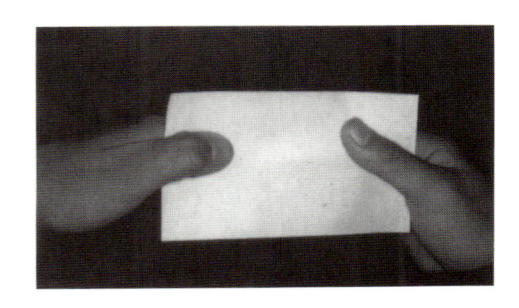

①年齢　②性別　③受傷機転　④主訴・症状　⑤検査所見　⑥治療　⑦固定法　⑧合併症　⑨後遺症　⑩診断名

> **抽出**
> ①：18歳
> ②：女性
> ④：左手指のしびれと肘の痛み
> 既往：6歳時に左肘部の骨折
> ⑤：検査の結果
> ⑨：最も考えられる障害は

> **分析**
> ⑤：この検査はフロマン（Froment）徴候である．右母指IP関節が伸展位であるのに対し，左母指IP関節が屈曲している．これは，母指と示指で紙を挟んで両手で互いに引く際に，患側では母指内転筋の筋力低下を長母指屈筋が代償するために生じる．

> **Final Answer**
> フロマン（Froment）徴候は，尺骨神経麻痺を調べる検査であり，本問の症例は小児期に肘部の骨折の既往があることから，遅発性尺骨神経麻痺と考え，正解は「3．尺骨神経麻痺」となる．

問 11（10 − 93, 94, 95）

次の文章を読み問題93，問題94，問題95に答えよ．

5歳の男子．午後6時頃，高さ約1mの鉄棒の上から転落し左肘関節伸展位で手掌をつき，疼痛を訴え来所した．

初検症状では，肘関節前後径と横径とが健側より増大し，肘関節前面上方に小皮下出血斑を認めた．左手関節伸展，左第2～5指MP関節伸展および左母指橈側外転が不能だったが，ヒューター三角に乱れはなかった．橈骨動脈の拍動は触れ，他の手指の運動は可能で爪床圧迫は約1秒で色が戻った．

整復操作で横径の左右差は解消されたが前後径は変化なく，肘関節は90度以上の屈曲が不能であったため，屈曲位で背側に金属副子を当て固定した．

固定後の爪床圧迫では色の戻りに遅延は認めなかったので，近隣市街地（約20km離れている）にある整形外科へ行くようにといって帰した．

問題93 初検時に麻痺を起こしていた神経はどれか．

1．橈骨神経　　2．筋皮神経　　3．正中神経　　4．尺骨神経

問題94 整復操作後に残っていると判断できる遠位骨片の転位はどれか．

1．橈側転位　　2．尺側転位　　3．前上方転位　　4．後上方転位

問題95 同日午後9時，肘関節の疼痛を訴え再度来所した．橈骨動脈の拍動は微弱で手指の自動伸展が不能であり，屈曲している第3・4指を他動的に伸展すると前腕屈側に強い疼痛を訴えた．爪床部を圧迫したとき色が戻るのに約3秒かかった．整形外科に移送する前に，直ちに行うべき処置はどれか．

1．固定を除去して再度整復する．　　2．固定を除去して安静にさせる．
3．固定のまま冷却する．　　　　　　4．固定のまま安静にさせる．

①年齢　②性別　③受傷機転　④主訴・症状　⑤検査所見　⑥治療　⑦固定法　⑧合併症　⑨後遺症　⑩診断名

抽出

①：5歳
②：男子
時間−1：午後6時頃
③：左肘関節伸展位で手掌をついた
④−1：疼痛
＜整復前＞
⑤−1：肘関節前後径と横径とが健側より増大

⑤−2：肘関節前面上方に小皮下出血斑
⑤−3：左手関節伸展，左第2〜5指MP関節伸展および左母指橈側外転が不能
⑤−4：ヒューター三角に乱れはなかった
⑤−5：橈骨動脈の拍動は触れる
⑤−6：他の手指の運動は可能
⑤−7：爪床圧迫は約1秒で色が戻った
⑧：初検時に麻痺を起こしていた神経

＜整復後＞
⑥−1：整復操作で横径の左右差は解消された
⑤−8：前後径は変化なし
⑤−9：肘関節は90度以上の屈曲が不能
⑥−2：屈曲位で背側に金属副子を当て固定
⑤−10：固定後の爪床圧迫では色の戻りに遅延は認めなかった
⑥−3：整復操作後に残っていると判断できる遠位骨片の転位

＜時間経過後＞
時間−2：同日午後9時
④−2：肘関節の疼痛を訴え再度来所
⑤−11：橈骨動脈の拍動は微弱
⑤−12：手指の自動伸展が不能
⑤−13：屈曲している第3・4指を他動的に伸展すると前腕屈側に強い疼痛
⑤−14：爪床部を圧迫したとき色が戻るのに約3秒かかった
⑥−4：整形外科に移送する前に，直ちに行うべき処置

分析

本問の症例は，年齢（①），受傷機転（③）および所見（⑤−1〜⑤−4）より，上腕骨顆上伸展型骨折と考える．

Final Answer

問題93
⑤−3：手関節伸展（背屈）の主動作筋は，長・短橈側手根伸筋，尺側手根伸筋，第2〜5指MP関節関節伸展の主動作筋は指伸筋，また母指橈側外転の主動作筋は長母指外転筋で，これらの筋はすべて橈骨神経に支配される．したがって，「1．橈骨神経」が正解となる．

問題94
⑤−1：上腕骨顆上伸展型骨折では，遠位骨片が後上方あるいは後内上方に転位し，近位骨片が遠位骨片に騎乗した形（短縮転位）となり，前後径と横径が増大する．本問の症例は，遠位骨片は後内上方に転位していると考える．

整復により横径の左右差は解消されている（⑥−1）が，前後径に変化がみられない（⑤−8）ことは，短縮転位が除去されていないことになる．したがって，正解は「4．後上方転位」となる．

問題95

時間経過（時間1，2）と所見（⑤-11～⑤-14）からフォルクマン拘縮と考える．屈曲している第3・4指を他動的に伸展すると前腕屈側に強い疼痛（⑤-13）が生じるのは，ストレッチサイン（stretch sign）でフォルクマン拘縮の症状の一つである．したがって，「2．固定を除去して安静にさせる．」が正解となる．

参照

表4　手関節の運動と筋　（☞p.119）
表5　指の運動と筋　（☞p.119）

問12（9-94）

8歳の女子．遊技中に左手掌をついて転倒し，肘部の疼痛を訴えて来所した．肘の外側部に腫脹がある．肘関節の屈伸はやや可能であるが，伸展時および前腕回旋時に疼痛を訴えた．左肘外反は右側よりやや大であった．最も考えられるのはどれか．

1．肘内障　　　2．モンテジア骨折　　　3．橈骨頸部骨折
4．ガレアッツィ（Galeazzi）骨折

①年齢　②性別　③受傷機転　④主訴・症状　⑤検査所見　⑥治療　⑦固定法　⑧合併症　⑨後遺症　⑩診断名

抽出

①：8歳
②：女子
③：左手掌をついて転倒
④-1：肘部の疼痛
④-2：肘の外側部に腫脹
⑤-1：肘関節の屈伸はやや可能
⑤-2：伸展時および前腕回旋時に疼痛
⑤-3：左肘外反は右側よりやや大
⑩：最も考えられるのは

分析

①：「1．肘内障」は2～4歳の小児特有の障害で，6歳以降は輪状靱帯が強靱になるのであまりみられない．
　　「3．橈骨頸部骨折」は，小児に多い．
　　「4．ガレアッツィ骨折」は成人にみられ，小児には稀である．
③：「2．モンテジア骨折」は，介達外力によるものは手をついて転倒した際に，上肢が伸展し，前腕過回内位が強制され生じる．

「3．橈骨頚部骨折」は肘伸展位で，外反力が加わって起こることが多い．
「4．ガレアッツィ骨折」の多くは，手関節伸展，前腕回内位を強制されて発生する．
④－2：「4．ガレアッツィ骨折」では，肘の外側部の腫脹は考えにくい．
⑤－1：やや可能という表現から，判断の決定的な材料としがたいが，「2．モンテジア骨折」では，肘関節を約90度まで屈曲可能な場合が多い．
⑤－2：この症状が最も顕著なものは「3．橈骨頚部骨折」である．
⑤－3：「3．橈骨頚部骨折」では，外反肘となる．

Final Answer

8歳（①）という年齢から，「1．肘内障」と「4．ガレアッツィ骨折」は否定的であり，小児に多い「3．橈骨頚部骨折」が有力候補となる．「3．橈骨頚部骨折」は，肘関節伸展により転位大となるため疼痛が増強する．外反肘変形（⑤－3）がみられることから，最も考えられるのは「3．橈骨頚部骨折」となる．

参照

表10　橈骨頭，橈骨頚部，肘頭骨折の比較　（☞p.125）
※整形外科学用語集第6版（南江堂）に従い，「モンテジア骨折」，「ガレアッツィ骨折」と表記した．

問13（12－92）

50歳の女性．自宅で高所の物を取ろうとして脚立から落ち，左手掌をつき肘伸展，外反を強制された．肘部の疼痛を訴え来所した．肘部外側に腫脹，圧痛を認め，肘関節伸展時および前腕回旋時に激痛を訴えた．誤っているのはどれか．

1．転位著明の場合は観血療法の適応である．
2．固定肢位は肘関節伸展位，前腕回外位とする．
3．機能回復には長期間を要する．
4．後遺症に肘関節の屈伸障害がある．

①年齢　②性別　③受傷機転　④主訴・症状　⑤検査所見　⑥治療　⑦固定法　⑧合併症　⑨後遺症　⑩診断名

抽出

①：50歳
②：女性
③：左手掌をつき肘伸展，外反を強制
④：肘部の疼痛
⑤－1：肘部外側に腫脹，圧痛
⑤－2：肘関節伸展時および前腕回旋時に激痛
⑥，⑦，⑨：誤っているのは

分析

選択肢は橈骨頭骨折の治療法，固定法，予後・後遺症に関するものである．

受傷機転が左手掌をつき肘伸展，外反を強制（③）で肘部外側に腫脹，圧痛（⑤-1）を認めるので肘部外側に病態があることが推測される．さらに，肘関節伸展時および前腕回旋時に激痛（⑤-2）が生じることから橈骨近位端部骨折が考えられ，年齢が50歳（①）であることをふまえて橈骨頭骨折が最も考えられる．

Final Answer

橈骨近位端部骨折は，小児では橈骨頚部骨折，成人では橈骨頭骨折となりやすい．受傷機転は，肘関節外反強制によって生じる上腕骨小頭からの応力によるものが多い．症状は肘関節の回旋障害，屈伸障害で特に肘関節完全伸展時に疼痛を訴える．

「1．転位著明の場合は観血療法の適応である．」は，治療法に関するもので，橈骨頭骨折で転位があるものは観血療法が施行されることが多く，正しい．

「2．固定肢位は肘関節伸展位，前腕回外位とする．」は，固定肢位に関するもので，固定肢位は肘関節90度屈曲位，前腕回外位で固定されるので誤りである．

「3．機能回復には長期間を要する．」は，予後に関するもので，この骨折の予後は可動域回復までに長期を要するので正しい．

「4．後遺症に肘関節の屈伸障害がある．」は後遺症に関するもので，この骨折では屈伸障害・回旋障害が出現しやすいので正しい．

したがって，誤っているのは「2．固定肢位は肘関節伸展位，前腕回外位とする．」でこれが正解となる．

補足

橈骨近位端部骨折の分類

橈骨頚部骨折では傾斜によるO'Brienの分類
　Ⅰ型：転位傾斜角30度以下
　Ⅱ型：30～60度
　Ⅲ型：60度を超えるもの

橈骨頭骨折の分類（Mason分類）
　Ⅰ型：転位なし
　Ⅱ型：転位あり
　Ⅲ型：粉砕型

参照

表10　橈骨頭，橈骨頚部，肘頭骨折の比較　（☞p.125）

問14（9－93）

17歳の男子．柔道の試合中内股をかけられ右手掌をついて防いだとき受傷した．肘部の疼痛を訴え肘関節は軽度屈曲位で自動運動は不能であった．他動的に屈曲を試みたが弾発性に固定が認められた．本症に対する整復後の治療で誤っているのはどれか．

1．腫脹を軽減させるためアイシングを行う．
2．上腕骨近位端から手関節まで金属副子固定を行う．
3．肘関節鋭角屈曲位，前腕中間位で三角布にて提肘する．
4．固定中も肩・指関節の運動を行うよう指導する．

①年齢　②性別　③受傷機転　④主訴・症状　⑤検査所見　⑥治療　⑦固定法　⑧合併症　⑨後遺症　⑩診断名

抽出

①：17歳
②：男子
③：右手掌をついて防いだとき受傷
④：肘部の疼痛
⑤－1：肘関節は軽度屈曲位で自動運動は不能
⑤－2：弾発性に固定
⑥：整復後の治療で誤っているのは

分析

右手掌をついて（③）肘部を負傷し，肘関節が自動運動不能で軽度屈曲位で弾発性に固定されている（⑤－1，⑤－2）ことから，肘関節後方脱臼と考える．
「1．腫脹を軽減させるためアイシングを行う．」ことはRICEの原則の一つとして重要である．
固定範囲は，前腕の回内・回外運動，肘関節の屈曲伸展運動を制限するため「2．上腕骨近位端から手関節まで」（MP関節含まず）とする．また，肘関節を固定している期間であっても手関節や肩関節の拘縮やこれらの関節周囲の廃用性筋萎縮を予防するために「4．肩・指関節の運動を行うよう指導する．」ことが大切である．

Final Answer

肘関節後方脱臼における固定肢位を肘関節鋭角屈曲位にすると，上腕筋，前方関節包の拘縮により伸展障害が生じやすい．したがって，肘関節直角位，前腕回内回外中間位で提肘するのが正しい．正解は，「3．肘関節鋭角屈曲位，前腕中間位で三角布にて提肘する．」で，肘関節鋭角屈曲位というのが誤りである．

補足

早期の固定除去や強すぎる可動域訓練あるいは筋力増強訓練は，異所性骨化（骨化性筋炎）の原因となるので注意を要する．

問 15（13 − 98）

> 　13歳の男子．柔道の試合中，相手に内股を掛けられた際，受身をとりそこない右手掌をついて肘関節伸展と外反とを強制された．肘部の疼痛を訴え，肘関節部は軽度屈曲位で自動運動は不能であった．他動的に屈曲を試みたが弾発性に固定が認められた．直ちにその場で整復を試みたが整復できず，骨折の合併が疑われた．考えられるのはどれか．
>
> 　1．尺骨鉤状突起骨折　2．肘頭骨折　3．橈骨頭骨折　4．上腕骨内側上顆骨折

| ①年齢 | ②性別 | ③受傷機転 | ④主訴・症状 | ⑤検査所見 | ⑥治療 | ⑦固定法 | ⑧合併症 | ⑨後遺症 | ⑩診断名 |

抽出

①：13歳
②：男子
③：右手掌をついて肘関節伸展と外反とを強制
④：肘部の疼痛
⑤−1：肘関節部は軽度屈曲位で自動運動は不能
⑥：他動的に屈曲を試みたが整復できず
⑤−2：弾発性に固定が認められた
⑧：骨折の合併が疑われた
⑧：**考えられるのは**

分析

　柔道で投げられた際，右手掌をついて肘関節伸展・外反強制（③）という受傷機転と，肘関節部は軽度屈曲位で自動運動は不能（⑤−1），弾発性に固定が認められた（⑤−2）という所見から肘関節後方脱臼と考える．したがって，問われているのは肘関節後方脱臼に合併する骨折である．肘関節後方脱臼に合併する損傷には，「1．尺骨鉤状突起骨折」，「3．橈骨頭骨折」と「4．上腕骨内側上顆骨折」が考えられ，「2．肘頭骨折」は，肘関節前方脱臼の合併症であるために除外される．
　肘関節後方脱臼に合併しやすい骨折は，成人では，尺骨鉤状突起骨折，橈骨頭骨折などが，小児では，上腕骨内側上顆骨折，上腕骨外顆骨折，橈骨頸部骨折などが多くみられる．

Final Answer

　成人の肘関節後方脱臼の合併症は，「1．尺骨鉤状突起骨折」，「3．橈骨頭骨折」，内側側副靱帯損傷，外側支持機構の損傷などである．しかし，本問の症例は13歳（①）の若年者である．若年者の場合には骨が未成熟なため，内側側副靱帯の牽引作用により，骨端線離開の型を呈する「4．上腕骨内側上顆骨折」が最も多くみられ，これが正解となる．

補足1

　肘関節後方脱臼の合併症として外側支持機構の損傷が問題にされるようになってきている．この外側支持機構（外側側副靱帯複合体）が損傷した症例では，O'Driscollの提唱した後外方回旋不安定性（PLRI）が起こる．

補足2

肘関節外反型骨折（Jeffery骨折）：肘関節伸展位で手をつき肘関節外反力が作用して発生する．以下の4つが合併したものである．
　①橈骨頚部骨折
　②尺骨近位端部骨折
　③内側上顆裂離骨折
　④内側側副靱帯損傷

問16（11－97）

　2歳の男児．歩行中に道路に飛び出そうとしたので母親が右手を強く引っ張った．勢いのあまり男児は転倒し，急に泣きだした．以後，男児はまったく右上肢を使わず，その上肢を触れられるのをいやがるので来所した．柔道整復師が腋の下から手を入れ抱きあげても泣きはしない．最も考えられるのはどれか．

　1．鎖骨若木骨折　　　2．肩関節脱臼　　　3．肘関節脱臼　　　4．肘内障

①年齢　②性別　③受傷機転　④主訴・症状　⑤検査所見　⑥治療　⑦固定法　⑧合併症　⑨後遺症　⑩診断名

抽出

①：2歳
②：男児
③-1：母親が右手を強く引っ張った．
③-2：勢いのあまり男児は転倒し，急に泣きだした
④-1：男児はまったく右上肢を使わず
④-2：その上肢を触れられるのをいやがる
⑤：腋の下から手を入れ抱きあげても泣きはしない
⑩：最も考えられるのは

分析

　本問の症例は，年齢が2歳（①）であることと受傷機転（③-1）から「2．肩関節脱臼」，「3．肘関節脱臼」は除外される．
　患者は転倒している（③-2）ため「1．鎖骨若木骨折」の可能性はあるが，柔道整復師が腋の下から手を入れ抱きあげても泣かない（⑤）ことから否定できる．また，この所見から「2．肩関節脱臼」も否定される．

Final Answer

　所見（⑤）より肩周囲の外傷は考えにくく，年齢（①）と受傷機転（③-1）より「4．肘内障」が正解となる．本問のような症例では，2歳の患者であるため問診ができない．したがって両親からの問診と症状および所見がポイントとなる．

問 17（9 - 92）

20歳の男性．右肘関節の外反を強制され，肘関節の外反動揺性を生じた．最も考えられる損傷を受けた靱帯はどれか．

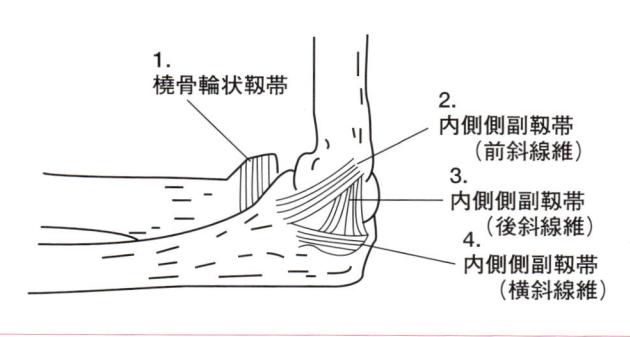

1. 橈骨輪状靱帯
2. 内側側副靱帯（前斜線維）
3. 内側側副靱帯（後斜線維）
4. 内側側副靱帯（横斜線維）

①年齢　②性別　③受傷機転　④主訴・症状　⑤検査所見　⑥治療　⑦固定法　⑧合併症　⑨後遺症　⑩診断名

抽出

①：20歳
②：男性
③：右肘関節の外反を強制
④：肘関節の外反動揺性
⑤：**最も考えられる損傷を受けた靱帯**

分析

肘関節の内側側副靱帯は上腕骨内側上顆に始まり尺骨に付着し，肘関節の外反や前後方向の動揺を防いでおり，前斜線維，後斜線維，横斜線維の3つで構成される．

Final Answer

前斜線維は帯状に内側上顆の基部から鉤状突起の直下にいたる強い靱帯で，肘関節の全可動域で緊張し，外転運動を制御している．損傷を起こすのは主に前斜線維であることから，正解は「2．内側側副靱帯（前斜線維）」となる．

本問の解答プロセスをフローチャートにすると次のようになる．

第3章 肘

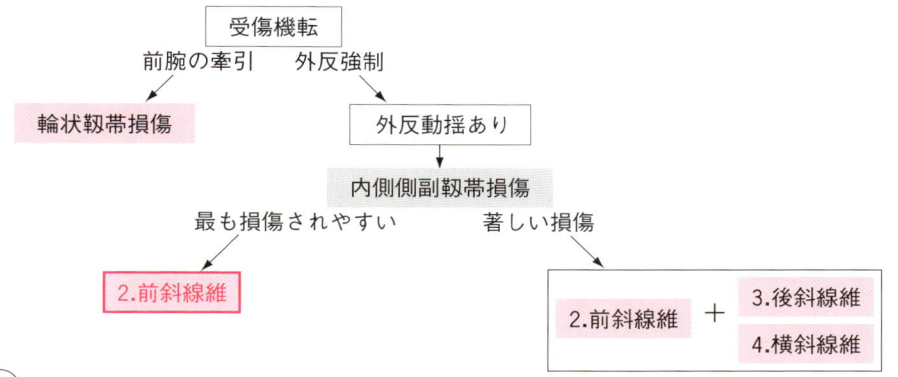

```
                    受傷機転
        前腕の牽引    外反強制
            ↓           ↓
      輪状靭帯損傷      外反動揺あり
                        ↓
                   内側側副靭帯損傷
           最も損傷されやすい    著しい損傷
                ↓                ↓
           2.前斜線維         2.前斜線維 + 3.後斜線維
                                          4.横斜線維
```

☕ Coffee break

【モンテジア骨折の覚え方】

※あくまでも「覚えるためだけ」ですのでご注意下さい.

　モンテジア骨折は，まず多くみられる伸展型（前方型）を覚えます．空手の上段受けで覚えましょう．図のように棒で前上方から殴られるところを想定して，前腕を回内して受けます．回内しているので，棒に当たるのは「尺骨」です．ですので，まず「尺骨」が折れます．「尺骨」が折られるとさらに棒の力は橈骨におよび，「橈骨頭」が脱臼します．図の格好をして自分の前腕を見てください．前上方から殴られるので尺骨は，自分の手前側に折れてきます．すなわち尺骨の転位は「前方かつ外方凸」となり，橈骨頭は「前外方」に脱臼します．次に，神経損傷．解剖の本で肘窩部を見ると橈骨頭の前方には橈骨神経が走っています．橈骨頭脱臼ですから，「橈骨神経損傷（後骨間神経損傷）」が多いと覚えることができます．ついでに，橈骨神経は，前腕では回外筋と前腕の全伸筋を支配していることや知覚領域も再確認しておきましょう．

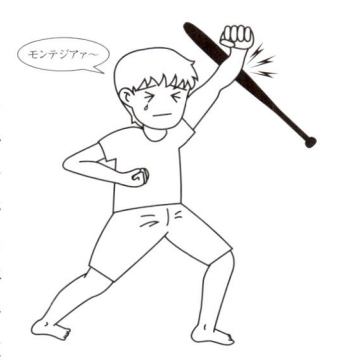

　最後に固定肢位．強引な覚え方ですが，図のように殴られると肘は鋭角に屈曲しますよね．ですので，「鋭角屈曲位」と覚えます．屈曲型（後方型）は，転位の方向と固定肢位が反対と覚えましょう．屈曲型（後方型）では，尺骨は「後方凸」，橈骨頭は「後方」で，固定肢位は肘関節「伸展位」です．

　さて，ガレアッツィ骨折です．よくできたもので，逆モンテジア骨折という別名があります．モンテジア骨折のまさに逆（橈尺が逆）ですから，しっかりとモンテジア骨折を覚えておけば混乱しません．

		骨折	脱臼	固定肢位	神経損傷
モンテジア骨折	伸展型	尺骨 前・外方凸	橈骨頭 前外方	肘関節鋭角屈曲位	橈骨神経（後骨間神経損傷）
	屈曲型	尺骨 後方凸	橈骨頭 後方	肘関節伸展位	
ガレアッツィ（逆モンテジア）骨折		橈骨	尺骨頭 背側 / 掌側		尺骨神経

　まずは，モンテジア骨折の伸展型を上記の方法（上段受け）で完璧に覚えてください．後は芋づる式に覚えることができます．「モンテジアァ～」と叫びながら上段受けをすると絶対に忘れませんよ．

※整形外科学用語集第6版（南江堂）に従い，「モンテジア骨折」，「ガレアッツィ骨折」と表記した．

第4章
前　腕

問1（10 − 96）

10歳の男子．ジャングルジムから落下し手掌を地面についた．図のような変形を呈して来所した．最も考えられるのはどれか．

1．橈骨骨幹部骨折
2．前腕両骨骨幹部骨折
3．コーレス骨折
4．スミス骨折

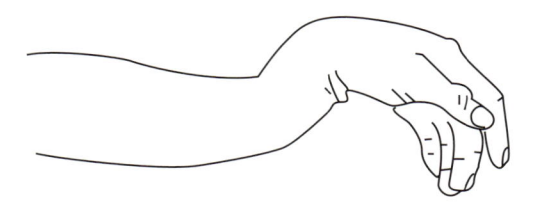

| ①年齢 | ②性別 | ③受傷機転 | ④主訴・症状 | ⑤検査所見 | ⑥治療 | ⑦固定法 | ⑧合併症 | ⑨後遺症 | ⑩診断名 |

抽出

①：10歳
②：男子
③：落下し手掌を地面についた
④：図のような変形
⑩：最も考えられるのは

分析

− 選択肢にあげられた骨折の定型的転位 −

「1．橈骨骨幹部骨折」（橈骨骨幹部単独骨折）では，骨折部位が円回内筋付着部より近位か遠位かにより骨片転位は異なる．円回内筋付着部より近位の場合は，近位骨片は回外かつ屈曲位，遠位骨片は回内位となり，遠位の場合は，近位骨片は回内回外中間位，遠位骨片は回内位となる．

「2．前腕両骨骨幹部骨折」も，骨折部位が円回内筋付着部より近位か遠位かにより骨片転位は異なる．円回内筋付着部より近位の場合は，近位骨片は回外し，橈骨は橈側かつ掌側に屈曲し，遠位骨片は回内する．遠位の場合は，近位骨片は回内回外中間位，遠位骨片は回内する．

「3．コーレス骨折」は，遠位骨片が背側，橈側，短縮，回外転位となる．

「4．スミス骨折」は，遠位骨片が掌側，橈側，短縮，回内転位となる．

Final Answer

図からは，前腕部の著しい屈曲部位より遠位が回内しているのか回外しているのか等は判断できない．前腕長軸に対し，手関節全体が背側方向に転位していることから「2．前腕両骨骨幹部骨折」が正解となる．

参照

表11 前腕部骨折の定型的転位 （☞p.126）

問2（12－93）

60歳の女性．買い物の帰りに歩道の溝につまずき右手掌をついて転倒した．手関節部の周辺に著明な腫脹を生じ，掌屈と前腕の回旋制限を認めた．最も可能性が低いのはどれか．

1．手は橈側に偏位する． 2．手関節部の横幅が増大する．
3．遠位骨片が回内する． 4．遠位骨片が背側に突出する．

①年齢 ②性別 ③受傷機転 ④主訴・症状 ⑤検査所見 ⑥治療 ⑦固定法 ⑧合併症 ⑨後遺症 ⑩診断名

抽出
①：60歳
②：女性
③：つまずき右手掌をついて転倒
④：手関節部の周辺に著明な腫脹
⑤－1：掌屈と前腕の回旋制限
⑤－2：最も可能性が低いのは

分析
①，②：年齢と性別より骨粗鬆症がある患者であることが想定できる．
　上記と受傷機転（③），著明な腫脹（④）および所見（⑤－1）に，さらに選択肢の文章をふまえて，骨折を想定する必要がある．

Final Answer
　受傷機転として，手掌をついている（③）ことから，「4．遠位骨片が背側に突出する．」と考えるのは自然であり，本問の症例はコーレス骨折と考える．コーレス骨折の定型的転位は，遠位骨片が背屈転位・橈側転位・短縮転位・捻転転位（多くは回外転位）である．よって正解（可能性が低いもの）は「3．遠位骨片が回内する．」となる．

補足
コーレス骨折の変形の許容範囲について
変形癒合の程度は一般に，以下の項目で評価される．
（1）橈骨短縮（radial shortening）（図Ⅰ）：橈骨長軸に垂直な線で，橈骨茎状突起先端を通る線と，尺骨関節面に引いた線との距離．
　　※健側（平均12mm）と比較する．
　　※橈骨短縮は5mm以上で尺骨手根骨突き上げ症候群（ulnocarpal abutment syndrome）や遠位橈尺関節不適合が発生する．
（2）掌側傾斜角（palmar tilt）（図Ⅱ）：橈骨遠位関節面の掌側傾斜角
　　許容範囲：掌側傾斜角は11±10度
　　※掌側傾斜角が－20度，すなわち背屈20度を超すと手関節掌屈制限によるADL障害と橈尺関節の不適合や亜脱臼が疼痛の原因となる．
　　※コーレス骨折時には，関節面は背側傾斜角（dorsal tilt）になる．

（3）橈骨端尺側傾斜角（radial inclination）（図Ⅲ）：橈骨遠位関節面の尺側傾斜角
　　許容範囲：尺側傾斜角は23±10度
　　※尺側傾斜角の低下による後遺症は，少ないといわれている．
（4）橈骨遠位3関節面（舟状骨関節面，月状骨関節面，尺骨関節面）（図Ⅳ）の不整は，段差（step off）が2mm以内になるように整復することを目標とする．
　　※関節面の段差形成や陥没による橈骨手根関節や橈尺関節の不適合は，最大背掌屈運動や前腕回旋運動時の疼痛，またプッシュアップ動作などの軸圧ストレス，抱え上げ動作，ハンドル回しなどの回旋動作，強いグリップ動作など把持動作に様々な障害をもたらす．
　　※関節面不整による障害は，骨癒合後早期に手関節を使用し始めるとともに出現し，6か月から1年で症状は固定するが，エックス線写真上で関節症変化が明らかとなってから発症する遅発性のものもある．
　　また整復が良好な場合でも，1週間以内に骨折再転位の有無をエックス線撮影で確認しておくことが必要である．また上記の許容範囲は一般的なものであって，年齢などの素因により予後が変化する．

参照
表12　橈骨遠位端部骨折の転位と固定肢位（☞p.126）

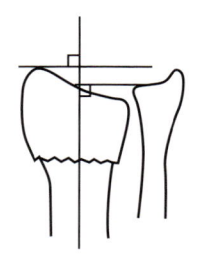

図Ⅰ　橈骨短縮（前後像）
（小林昭．カンファレンス必携．中外製薬．p.53より改変）

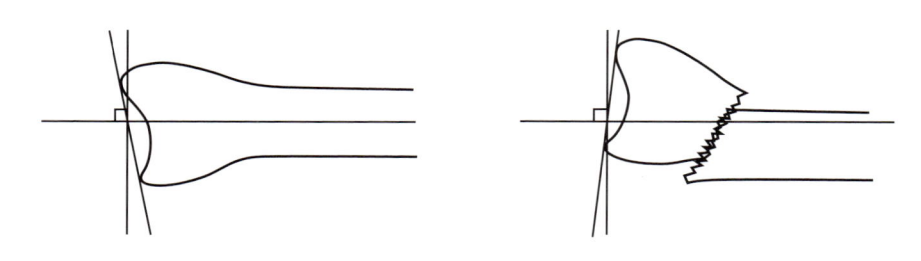

図Ⅱ　掌側傾斜角（左）と背側傾斜角（右）
（酒匂崇ほか．整形外科疾患の分類とX線計測．南江堂．p.55より改変）

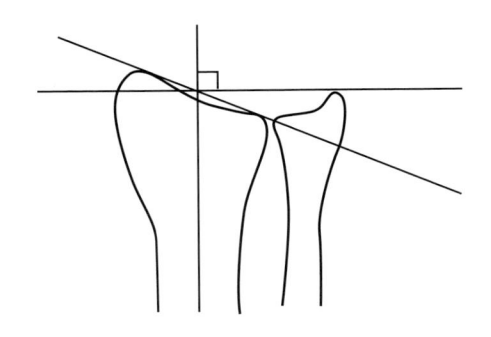

図Ⅲ　橈骨端尺側傾斜角
(小林昭．カンファレンス必携．中外製薬．p53より改変)

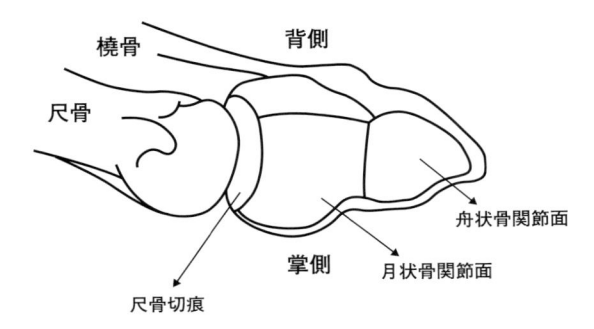

図Ⅳ　橈骨遠位端関節面
(冨士川恭輔ほか．骨折・脱臼．南山堂．p.396より改変)

問3 (13 － 100, 101)

次の問題を読み問題100，問題101に答えよ．

　90歳の女性．自宅の庭を歩行中転倒し右手掌をついた．30分後に来所し，触診で橈骨茎状突起の近位2cmの背側および橈側に1/2横径程度の段差を触知した．手指の屈伸運動はゆっくり行えば可動域制限はなく，手の感覚障害もない．直ちに整形外科受診を勧めた．既往歴に特記すべきことはない．

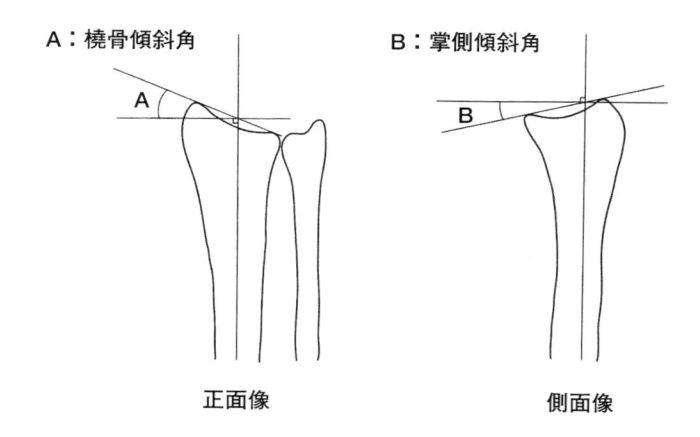

A：橈骨傾斜角　　　　　　B：掌側傾斜角

正面像　　　　　　　　　側面像

問題100　整復前のエックス線像で**適切でない**のはどれか．
1．橈骨傾斜角（図のAの角度）が増加している．
2．橈骨手根関節面が背側へ傾斜している．
3．橈骨長がやや短縮している．
4．尺骨茎状突起に骨折を認める．

問題101　受傷後4か月で再度整形外科を受診し，エックス線像でわずかな変形が認められた．
　このとき最も考えられるのはどれか．
1．臨床所見では手部がやや尺側に偏位している．
2．臨床所見では屈曲に比べ伸展運動制限が強くみられる．
3．エックス線像では掌側傾斜角（図のBの角度）が増加している．
4．エックス線像では橈骨がやや短縮している．

①年齢　②性別　③受傷機転　④主訴・症状　⑤検査所見　⑥治療　⑦固定法　⑧合併症　⑨後遺症　⑩診断名

抽出

①：90歳
②：女性
③：転倒し右手掌をついた
⑤−1：触診で橈骨茎状突起の近位2cmの背側および橈側に1/2横径程度の段差を触知
⑤−2：手指の屈伸運動はゆっくり行えば可動域制限はない
⑤−3：手の感覚障害もない
既往：既往歴に特記すべきことはない
＜受傷時＞
時間−1：整復前
⑤−4：エックス線像で適切でないのは
＜受傷後4か月＞
時間−2：受傷後4か月
⑤−5：エックス線像でわずかな変形
⑨：最も考えられるのは（変形）

分析

90歳（①）の女性（②）であるので骨粗鬆症が基盤にあると思われる．
手掌をついて転倒（③）し，橈骨茎状突起の近位2cmの背側および橈側に1/2横径程度の段差が触知（⑤−1）されることから，橈骨遠位端部骨折（コーレス骨折）と考える．
⑤−2，⑤−3：神経損傷の合併は否定される．

Final Answer

問題100

典型的な橈骨遠位端部骨折（コーレス骨折）の変形は，背側傾斜（dorsal tilt），橈骨短縮（radial shortening），橈骨傾斜（radial inclination）の計測で表される．

遠位骨片は橈側に転位するため，橈骨端尺側傾斜角は減少する（p.47，図Ⅲ参照）．したがって，「1．橈骨傾斜角（図のAの角度）が増加している．」ことは考えられない．

遠位骨片は背側へ転位するため，橈骨手根関節面が背側へ傾斜する（p.46，図Ⅱ参照）．したがって，「2．橈骨手根関節面が背側へ傾斜している．」ことは考えられる．

所見（⑤−1）より，遠位骨片は背側に騎乗していないことがわかる．患者は骨粗鬆症が想定でき，骨粗鬆症の場合は骨がもろいため，遠位骨片は嚙合した状態で短縮転位する．したがって，「3．橈骨長がやや短縮している．」ことは考えられる．

橈骨遠位端部骨折（コーレス骨折）では，尺骨茎状突起骨折を合併しやすい．受傷機転は三角線維軟骨複合体（TFCC）を介しての裂離骨折である．多くの例で尺骨茎状突起骨折は偽関節となるが高齢者の場合は活動性が低いためADL障害は少ない．したがって，「4．尺骨茎状突起に骨折を認める．」ことは考えられる．

上記より，「1．橈骨傾斜角（図のAの角度）が増加している．」が適切ではなく，これが正解となる．

問題101

　遠位骨片は橈側に転位するため「1．臨床所見では手部がやや尺側に偏位している．」ことは考えにくい．

　遠位骨片は背側へ転位するため，橈骨手根関節面が背側へ傾斜する．この転位が残存すれば，手関節屈曲制限が生じる．したがって，「2．臨床所見では屈曲にくらべ伸展運動制限が強くみられる．」ことは考えにくい．また，橈骨手根関節面が背側へ傾斜することは，すなわち，図のBの角度（掌側傾斜角）が減少することである．したがって，「3．エックス線像では掌側傾斜角（図のBの角度）が増加している．」は不適切である．

　整復時に短縮転位が整復されても，骨粗鬆症のためにどうしても遠位骨片の短縮転位が生じる（p.46，図Ⅰ参照）．したがって，「4．エックス線像では橈骨がやや短縮している．」が正解となる．

補足

橈骨遠位端部の正常のエックス線的位置関係
1．橈骨端尺側傾斜（radial inclination）：平均23度（正常域；13～30度）
2．橈骨長（radial length）：平均13mm（正常域；8～18mm）
3．掌側傾斜（palmar tilt）：平均11度（正常域；1～21度）

※橈骨遠位端部骨折（コーレス骨折）の変形では，これらのうち，橈骨長（radial length），すなわち橈骨短縮（radial shortening）が最も臨床成績と相関する．

参照

問題12－93の補足　（☞p.46～47）

問4（10－97）

> 80歳の女性．風呂場で足を滑べらせ転倒した際，手関節掌屈にて手背をついて，手関節部の疼痛を訴え整形外科を受診し橈骨遠位部骨折と診断された．整復後は前腕回外位，手関節軽度伸展位でギプス固定された．最も考えられるのはどれか．
>
> 1．背側バートン骨折　2．コーレス骨折　3．掌側バートン骨折　4．スミス骨折

①年齢　②性別　③受傷機転　④主訴・症状　⑤検査所見　⑥治療　⑦固定法　⑧合併症　⑨後遺症　⑩診断名

抽出

①：80歳
②：女性
③：転倒した際，手関節掌屈にて手背をついた
④：手関節部の疼痛
⑩－1：橈骨遠位部骨折
⑥：整復後は前腕回外位，手関節軽度伸展位でギプス固定
⑩－2：最も考えられるのは

分析

③：手関節掌屈にて手背をついて生じるのは，「3．掌側バートン骨折」あるいは「4．スミス骨折」である．

Final Answer

「3．掌側バートン骨折」は関節内骨折であり，転位の程度により治療方針が決定される．保存療法の固定肢位は，手関節軽度屈曲（掌屈）位，前腕回内回外中間位，肘関節90度屈曲位であり，「4．スミス骨折」は，手関節軽度伸展（背屈）・軽度尺屈位，前腕回外位，肘関節90度屈曲位である．したがって，正解は「4．スミス骨折」となる．
本問の解答プロセスをフローチャートにすると次のようになる．

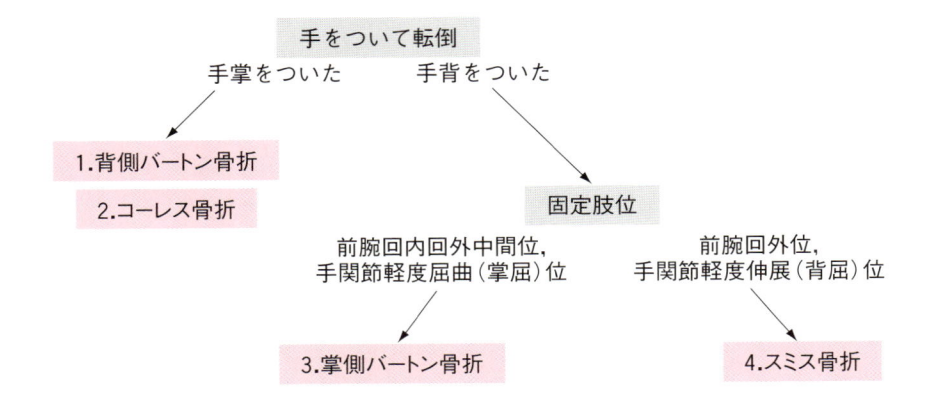

```
                    手をついて転倒
            手掌をついた        手背をついた
                ↓                  ↓
        1.背側バートン骨折      固定肢位
        2.コーレス骨折
                    前腕回内回外中間位，    前腕回外位，
                    手関節軽度屈曲（掌屈）位  手関節軽度伸展（背屈）位
                        ↓                      ↓
                3.掌側バートン骨折        4.スミス骨折
```

問5（7 − 100）

50歳の女性．自転車のハンドルを握ったまま転倒し，手背部を強打した．橈骨遠位端部に著明な変形を呈している．最も考えられる遠位骨片の転位はどれか．

1．背側・橈側・短縮　　2．掌側・橈側・短縮　　3．背側・尺側・短縮
4．掌側・尺側・短縮

| ①年齢 | ②性別 | ③受傷機転 | ④主訴・症状 | ⑤検査所見 | ⑥治療 | ⑦固定法 | ⑧合併症 | ⑨後遺症 | ⑩診断名 |

抽出

①：50歳
②：女性
③：転倒し，手背部を強打
④：橈骨遠位端部に著明な変形
⑤：遠位骨片の転位

分析

著明な変形（④）という表現から，比較的大きな骨片がある完全骨折と判断し，受傷機転（③）と併せてスミス骨折と考える．

Final Answer

スミス骨折の遠位骨片の転位は，掌側・橈側・短縮・回内転位がみられ，「2．掌側・橈側・短縮」が正解となる．選択肢を整理すると以下の表の通り．

遠位骨片の転位	疾患名
1．背側・橈側・短縮	コーレス骨折
2．掌側・橈側・短縮	スミス骨折
3．背側・尺側・短縮	尺側への転位がみられるのは粉砕骨折の場合などで定型的ではない．
4．掌側・尺側・短縮	

問6（13 — 99）

11歳の男児．運動会で100メートル走に出場し，転倒した際に手掌をつき受傷した．橈骨遠位端部に限局性圧痛，腫脹およびフォーク状変形があり，軋轢音も触知された．骨折の疑いがあるため，直ちに整形外科医に受診依頼した．エックス線写真を示す．橈骨の損傷名はどれか．

1. ショウファー（chauffeur）骨折
2. 遠位骨端線離開
3. 背側バートン（Barton）骨折
4. スミス（Smith）骨折

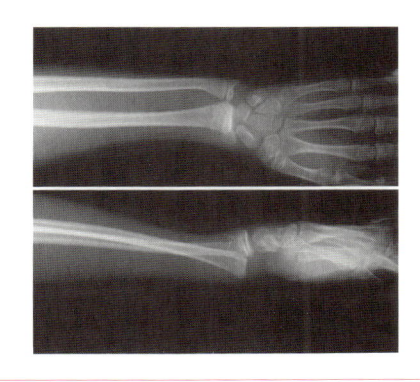

①年齢　②性別　③受傷機転　④主訴・症状　⑤検査所見　⑥治療　⑦固定法　⑧合併症　⑨後遺症　⑩診断名

抽出

①：11歳
②：男児
③：転倒した際に手掌をついた
⑤－1：橈骨遠位端部に限局性圧痛，腫脹およびフォーク状変形があり，軋轢音も触知
⑤－2：エックス線写真
⑩：**橈骨の損傷名は**

分析

橈骨遠位端部に限局性圧痛，腫脹があり，軋轢音も触知される（⑤－1）ので橈骨遠位端部骨折と考え，フォーク状変形（⑤－1）より，「1．ショウファー（chauffeur）骨折」と「4．スミス（Smith）骨折」が否定される．

Final Answer

「3．背側バートン（Barton）骨折」は，フォーク状変形を呈し関節面に骨折線が及ぶ．今回のエックス線像では関節面に骨折線が及んでいないため否定される．年齢的にも11歳（①）であることから関節面に及ぶ骨折は生じにくい．

エックス線像より橈骨の「2．遠位端骨端線離開」と判断し，これが正解となる．（このエックス線像からは，ソルターハリス（Solter-Harris）Ⅰ型あるいはⅡ型と思われる．）

第 5 章

手

問1（12－94）

　18歳の男子．1か月前にラグビーの練習中，相手にタックルされ転倒，左手を負傷した．腫脹は軽度であったのでそのまま放置し練習を続けた．最近手関節部の運動痛と脱力感を覚えるようになり来所した．症状はスナッフボックス部の限局性圧痛，母指と第2中手骨の骨軸に沿って軸圧痛を認めた．最も考えられる損傷はどれか．

　1．三角線維軟骨（TFCC）損傷　　2．月状骨周囲脱臼　　3．舟状骨骨折
　4．有鉤骨鉤骨折

①年齢　②性別　③受傷機転　④主訴・症状　⑤検査所見　⑥治療　⑦固定法　⑧合併症　⑨後遺症　⑩診断名

抽出

①：18歳
②：男子
＜1か月前＞
③：相手にタックルされ転倒，左手を負傷
④－1：腫脹は軽度であったのでそのまま放置し練習を続けた
＜最近＞
④－2：手関節部の運動痛と脱力感
⑤－1：スナッフボックス部の限局性圧痛
⑤－2：母指と第2中手骨の骨軸に沿って軸圧痛
⑩：**最も考えられる損傷**

分析

③：有鉤骨鉤骨折はバットやラケットのグリップ動作により発生することから，「4．有鉤骨鉤骨折」は否定される．
⑤－1：「1．三角線維軟骨（TFCC）損傷」，「2．月状骨周囲脱臼」では，スナッフボックス部の限局性圧痛は生じない．TFCC損傷では，手関節尺側部痛，握力低下と前腕回旋時の遠位橈尺関節部痛などを訴える．

Final Answer

　スナッフボックス部に限局性圧痛（⑤－1），母指と第2中手骨の骨軸に沿って軸圧痛（⑤－2）が確認できているので「3．舟状骨骨折」が正解となる．

補足

　舟状骨骨折は，手根骨骨折の中では発生頻度が最も高い．この骨折の特徴として初診時エックス線像にて骨折線が確認できないことがあるが，理学所見からスナッフボックスに圧痛があれば本骨折を疑い治療を開始する．スナッフボックスは長母指伸筋腱と短母指伸筋腱で囲まれたくぼみで嗅ぎタバコ窩（anatomical snuff-box）という．

問 2（11 − 93）

> 24歳の男性．スノーボードで練習中転倒し，左手掌を雪面に強くついた．左手関節部付近に疼痛を訴えたが，症状は捻挫のようであり，医療機関でのエックス線診断によると，骨折線や脱臼は確認されなかった．キャスト材を用いた固定で患部の安静を図ったが，3週後，左手関節スナッフボックス部に限局性圧痛があり，左手関節背屈，橈屈時の運動に疼痛がみられた．この時点でまず行うべきことはどれか．
>
> 1．包帯固定への変更　　2．温熱療法の開始　　3．エックス線再検査の依頼
> 4．神経損傷の確認

①年齢　②性別　③受傷機転　④主訴・症状　⑤検査所見　⑥治療　⑦固定法　⑧合併症　⑨後遺症　⑩診断名

抽出

①：24歳
②：男性
③：左手掌を雪面に強くついた
＜急性期＞
④−1：左手関節部付近に疼痛
④−2：捻挫のよう
⑤−1：骨折線や脱臼は確認されなかった
⑥−1：キャスト材を用いた固定
＜3週間後＞
⑤−2：左手関節スナッフボックス部に限局性圧痛
⑤−3：左手関節背屈，橈屈時の運動に疼痛
⑥−2：この時点でまず行うべきこと

分析

母指を強く伸展するとできる，手背の手根部で長母指伸筋腱と短母指伸筋腱との間の凹みがスナッフボックスで，この近位側に橈骨茎状突起が，遠位側に第1中手骨骨底が，深側には舟状骨と大菱形骨がある．スナッフボックス部の限局性圧痛（⑤−2）と，手関節背屈，橈屈時の運動痛（⑤−3）から舟状骨骨折が考えられる．舟状骨骨折の受傷機転は，そのほとんどが介達外力によるものであり，手関節の背屈かつ橈屈位で掌側面から外力を受けることによって生じる．すなわち⑤−3は受傷機転を再現した動作になる．

Final Answer

舟状骨骨折は，受傷直後の2方向単純エックス線像では骨折線の発見が難しいことがあり，見逃されて捻挫や打撲として処置されることがある．捻挫や打撲と診断された場合でも，疼痛が長く持続する場合は再度エックス線斜位像を撮影して，舟状骨骨折の有無を確認するのが通例である．したがって，正解は「3．エックス線再検査の依頼」となる．

問3（8-94）

20歳の男性．握りこぶしで板を叩き，手背に腫脹を呈し来院した．こぶしを握らせると疼痛を訴え，第5中手骨骨頭隆起が消失していた．骨折と判断して整復を行った．固定肢位はどれか．

1．MP関節伸展位，IP関節伸展位
2．MP関節伸展位，IP関節屈曲位
3．MP関節屈曲位，IP関節伸展位
4．MP関節屈曲位，IP関節屈曲位

①年齢　②性別　③受傷機転　④主訴・症状　⑤検査所見　⑥治療　⑦固定法　⑧合併症　⑨後遺症　⑩診断名

抽出

①：20歳
②：男性
③：握りこぶしで板を叩き
④：手背に腫脹
⑤-1：こぶしを握らせると疼痛
⑤-2：第5中手骨骨頭隆起が消失
⑥：骨折と判断して整復
⑦：固定肢位

分析

握りこぶしで板を叩き（③），手背に腫脹（④）がみられ，こぶしを握ると疼痛が生じ（⑤-2），第5中手骨骨頭隆起が消失（⑤-1）しており，骨折と判断されている（⑥）ことから，ボクサー骨折（boxer's fracture, punch fracture）と考える．

Final Answer

第5中手骨骨頭隆起が消失するのは，骨間筋，虫様筋の作用により基節骨骨底が遠位骨片を掌側へ圧迫するためである．骨間筋，虫様筋は，基節骨骨底橈側に付着しており，MP関節を屈曲させるので，これらの筋が弛緩するMP関節屈曲位で固定する．また，浅・深指屈筋は，それぞれ中節・末節骨骨底に付着しており，これらの筋の緊張で結果的に基節骨骨底が遠位骨片を掌側へ圧迫するため，同様にこれらの筋が弛緩するPIP・DIP関節を軽度屈曲位で固定する．したがって，「4．MP関節屈曲位，IP関節屈曲位」となる．

補足

ボクサー骨折の固定肢位は，解答のMP関節（40～70度）屈曲位，IP関節軽度屈曲位に加え，手関節軽度伸展（背屈）位である．手関節を軽度伸展位で固定するのは，指伸筋を緊張させないためである．指伸筋は中節骨骨底と末節骨骨底に付着しており，手関節の背屈筋としても作用し，この筋が緊張する肢位での固定は，基節骨骨底が遠位骨片を掌側へ圧迫することになる．また，整復時はMP関節90度で，中手骨長軸末梢方向に牽引するが，これは，この角度でMP関節側副靱帯が緊張するため，中手骨骨頭に牽引力が有効に作用するからである．ボクサー骨折では，整復完了時の肢位と固定肢位が異なることに注意が必要である．

問4（11 － 94）

21歳の男性．野球の試合中にボールが右第3指の指先に当たり，過伸展を強制され受傷し来所した．右第3指基節に著明な腫脹と限局性圧痛を認め掌側凸変形を呈していたので，近くの医院に紹介し，エックス線診断の結果で骨折と判明した．この骨折の固定肢位で正しいのはどれか．

1．MP・PIP・DIP関節伸展位　　2．MP関節過伸展，PIP・DIP関節屈曲位
3．MP・PIP関節屈曲位，DIP関節伸展位　　4．MP・PIP・DIP関節屈曲位

①年齢　②性別　③受傷機転　④主訴・症状　⑤検査所見　⑥治療　⑦固定法　⑧合併症　⑨後遺症　⑩診断名

抽出

①：21歳
②：男性
③：野球の試合中にボールが右第3指の指先に当たり，過伸展を強制され受傷
④－1：右第3指基節に著明な腫脹と限局性圧痛
④－2：掌側凸変形
⑩：エックス線診断の結果で骨折
⑦：固定肢位

分析

エックス線診断の結果で骨折と診断されており，症状（④－1，④－2）から，右第3指の基節骨骨折と考える．

Final Answer

基節骨骨折の固定は，良肢位固定が原則である．これは，ボールを握ったような肢位＝Zuppinger肢位である．したがって正解は，「4．MP・PIP・DIP関節屈曲位」となる．

補足

基節骨の骨幹部骨折は，多くは横骨折で，MP関節の過伸展強制によって発生する．基節骨の掌側に著明な腫脹がみられ，定型的転位は，近位骨片は骨間筋，虫様筋の作用により，掌側に屈曲転位し，遠位骨片は背側腱膜，伸筋腱により背側に屈曲転位となり，骨折部は掌側凸変形を呈する．

参照

表13　指骨骨折の変形と固定肢位　（☞p.127）

問5（13 － 102）

　30歳の女性．右手第2指をドアにはさみ負傷した．精査の結果，右手指第2中節骨骨幹部中央部の横骨折と判明した．整復完了後の固定肢位は，手関節を軽度伸展位，MP関節を軽度屈曲位とする．
　PIP関節並びにDIP関節の固定肢位はどれか．

1．PIP関節屈曲位・DIP関節屈曲位　　2．PIP関節屈曲位・DIP関節伸展位
3．PIP関節伸展位・DIP関節屈曲位　　4．PIP関節伸展位・DIP関節伸展位

①年齢　②性別　③受傷機転　④主訴・症状　⑤検査所見　⑥治療　⑦固定法　⑧合併症　⑨後遺症　⑩診断名

抽出

①：30歳
②：女性
③：右手第2指をドアにはさみ負傷
⑩：右手指第2中節骨骨幹部中央部の横骨折
⑥－1：整復完了後の固定肢位は，手関節を軽度伸展位，MP関節を軽度屈曲位
⑥－2：**PIP関節並びにDIP関節の固定肢位**

分析

⑩：中節骨骨幹部の中央部での横骨折であるから，浅指屈筋が付着している中節骨底より遠位部での骨折と考える．

Final Answer

　中節骨骨幹部の浅指屈筋腱付着部より遠位の骨折では，近位骨片は浅指屈筋により掌側に引っ張られて，骨折部は掌側凸を呈する．固定肢位は，手関節を軽度伸展位，MP関節軽度屈曲位，「1．PIP関節屈曲位・DIP関節屈曲位」とし，これが正解となる．

参照

表13　指骨骨折の変形と固定肢位　（☞p.127）

問6（9－95）

　22歳の男性．1か月前，スキーで滑走中にストックを握ったまま転倒し右手第1指を負傷した．そのまま放置していたが，つまみや握りの動作が不自由なので来所した．右手第1指MP関節部に著明な腫脹と運動制限は認めないが，橈側方向への動揺性を認める．最も考えられるのはどれか．

　　1．陳旧性第1指MP関節背側脱臼　　2．第1中手骨頚部骨折
　　3．第1指弾発指　　　　　　　　　　4．第1指MP関節尺側側副靱帯断裂

①年齢　②性別　③受傷機転　④主訴・症状　⑤検査所見　⑥治療　⑦固定法　⑧合併症　⑨後遺症　⑩診断名

抽出

①：22歳
②：男性
③：（1か月前）ストックを握ったまま転倒し右手第1指を負傷
④：放置していたが，つまみや握りの動作が不自由
⑤－1：右手第1指ＭＰ関節部に著明な腫脹と運動制限は認めない
⑤－2：橈側方向への動揺性を認める
⑩：最も考えられるのは

分析

⑤－1：「1．陳旧性第1指MP関節背側脱臼」では，中手骨骨頭上に母指基節骨が直立する特有のZ字形の変形を呈し，運動は著しく制限される．また「2．第1中手骨頚部骨折」では，通例骨折部の腫脹は著明である．

⑤－2：弾発指は，中年女性の母指，中指，環指に好発する．母指MP関節の橈側方向への動揺性はみられないので「3．第1指弾発指」は否定される．

Final Answer

　受傷機転（③）と症状（④），および母指の橈側方向への動揺性（⑤－2）から，「4．第1指MP関節尺側側副靱帯断裂」が正解となる．⑤－1で著明な腫脹が認められないとあるが，これは少なからず腫脹はあると解釈した．

補足

－母指MP尺側側副靱帯損傷について－
　1955年，Campbellは母指MP関節の不安定性をスコットランド地方の gamekeeper に慢性的な職業性の障害として gamekeeper's thumb を報告した．gamekeeper とは，狩猟の際，傷ついたウサギの首をひねり殺す役で，利き手でウサギの首を伸展させる際に母指過伸展位でMP関節に外転，橈側回旋の繰り返し外力が作用して靱帯が弛緩し，母指MP関節の不安定性が生じるとした．

skier's thumb は，1976年に Browne が ski pole thumb として報告して以来，広く用いられるようになった．本問の症例である skier's thumb は，スキーの転倒時にストックを握り母指MP関節が外転強制されて生じる急性外傷である．

　skier's thumb, gamekeeper's thumb ともに母指MP関節の不安定が生じるが，前者が急性外傷による新鮮例であるのに対し，後者は繰り返し外力による慢性的な障害で陳旧例である．また，skier's thumb には Stener lesion（下図）という病態が生じることがある．これは，断裂した尺側側副靱帯が翻転し，母指内転筋腱膜に抑えこまれた状態となるもので，放置すれば靱帯は修復されず，つまみと握り動作時に不安定性や疼痛が生じ，母指の著しい機能障害がみられる．そのため Stener lesion が疑われれば観血的治療の適応となる．

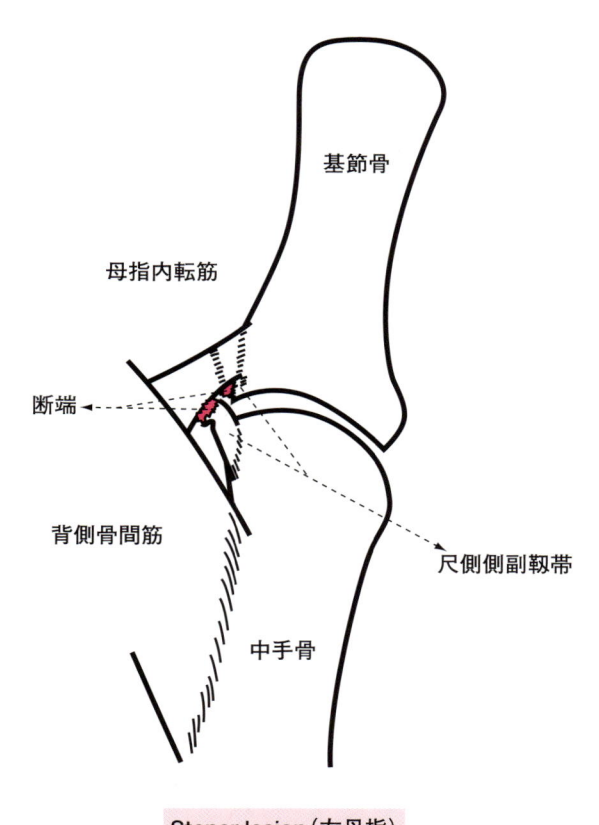

Stener lesion（左母指）

問7（7 － 98）

24歳の男性．10日前の野球試合中にボールを受け損ない左示指を突いた．放置していたが，今日になって図のような変形に気付き来院した．正しいのはどれか．

1．浅指屈筋腱断裂
2．深指屈筋腱断裂
3．正中索断裂
4．終止腱断裂

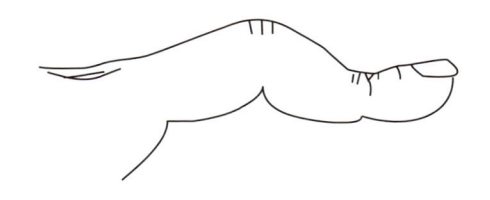

①年齢 ②性別 ③受傷機転 ④主訴・症状 ⑤検査所見 ⑥治療 ⑦固定法 ⑧合併症 ⑨後遺症 ⑩診断名

抽出

① : 24歳
② : 男性
③ : ボールを受け損ない左示指を突いた
④ : 図のような変形
⑩ : 正しいのは

分析

③ : 示指を突いたという表現から，「1．浅指屈筋腱断裂」「2．深指屈筋腱断裂」は考えにくい．
④ : DIP関節が過伸展，PIP関節の屈曲がみられる．これはボタン穴変形で，その原因は「3．正中（中央）索断裂」または伸張である．「4．終止腱断裂」でみられる変形は，マレットフィンガーでDIP関節の自動伸展が不能となり，放置すればスワンネック変形に移行する．

Final Answer

上記より，正解は「3．正中（中央）索断裂」となる．

参照

表14　手指の変形（☞p.127）
表15　指の屈筋腱皮下断裂（☞p.127）

問8（13－104）

　38歳の女性．ママさんバレーで相手アタックをブロックした際，右手中指を痛めた．受傷から3日は湿布で様子を見たが，4日目に図のような変形を呈しているのに気付き来所した．この変形の要因として考えられるのはどれか．2つ選べ．

1．PIP関節の掌側板損傷
2．正中索損傷
3．終止腱損傷による二次的変形
4．深指屈筋腱損傷

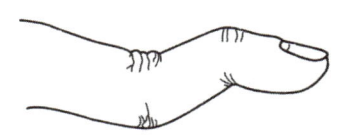

①年齢　②性別　③受傷機転　④主訴・症状　⑤検査所見　⑥治療　⑦固定法　⑧合併症　⑨後遺症　⑩診断名

抽出

①：38歳
②：女性
③：相手アタックをブロックした際，右手中指を痛めた
④：図のような変形を呈しているのに気付いた
⑤：この変形の要因として考えられるのはどれか．2つ選べ

分析

④：図では，PIP関節過伸展，DIP関節屈曲がみられ，スワンネック変形である．
　「2．正中索損傷」では，ボタン穴変形がみられる．
　屈筋腱損傷では，手を脱力状態にすると，損傷指は他の指より伸展位をとる．「4．深指屈筋腱損傷」では，DIP関節の自動屈曲が不能になり，図に当てはまらない．

Final Answer

　スワンネック変形の原因には，PIP関節の掌側板の断裂や伸張による不安定性，マレットフィンガーの放置などがある．PIP関節の掌側板は，関節の過伸展を制限している．マレットフィンガーは，終止腱付着部の損傷でみられる．したがって，正解は，「1．PIP関節の掌側板損傷」，「3．終止腱損傷による二次的変形」となる．

参照

表14　手指の変形　（☞p.127）
表15　指の屈筋腱皮下断裂　（☞p.127）

問9（7-94）

　61歳の男性．パイプタバコを一時も離さない程のヘビースモーカー．高血圧，糖尿病および軽度の脳血栓症の既往がある．10年来，月一回のペースでゴルフ場に出掛けるが，数年前より左小指の運動が制限されて日常生活動作に支障が出現した．手掌部掌尺側に索状の硬結を触れ，小指の完全伸展が不能である．自発痛，運動痛は全くなく，炎症所見もない．最も考えられるのはどれか．

　1．ばね指　　　2．ヘバーデン結節　　　3．マレットフィンガー
　4．デュピュイトレン拘縮

①年齢　②性別　③受傷機転　④主訴・症状　⑤検査所見　⑥治療　⑦固定法　⑧合併症　⑨後遺症　⑩診断名

抽出

①：61歳
②：男性
社会：ヘビースモーカー
既往：高血圧，糖尿病および軽度の脳血栓症
④：数年前より左小指の運動が制限
⑤-1：手掌部掌尺側に索状の硬結
⑤-2：小指の完全伸展が不能
⑤-3：自発痛，運動痛は全くなし．炎症所見なし
⑩：最も考えられるのは

分析

①，②：「1．ばね指」「2．ヘバーデン結節」は中年の女性に多い．「4．デュピュイトレン拘縮」は中年以降の男性に多い．
社会，既往：「4．デュピュイトレン拘縮」は原因不明であるが，高度の喫煙（ヘビースモーカー），糖尿病，微小血栓（軽度の脳血栓症）などが関連しているとされる．
④：「1．ばね指」では弾発現象がみられる．「3．マレットフィンガー」ではDIP関節の自動的完全伸展が不能となる．「4．デュピュイトレン拘縮」はMP関節に次ぎ，PIP関節の進行性屈曲拘縮が生じ完全伸展が不能となる．
⑤-1：手掌の尺側に索状の硬結を触れるものとしては，選択肢の中では「4．デュピュイトレン拘縮」が有力であるが，「1．ばね指」でも圧痛のある小結節を触れる．
⑤-2：「1．ばね指」「2．ヘバーデン結節」「3．マレットフィンガー」は小指に生じることは少なく，やはり「4．デュピュイトレン拘縮」が有力候補である．
⑤-3：「1．ばね指」の原因が指屈筋腱の腱鞘炎であれば疼痛や炎症症状を伴うが，これらがみられない例もある．「2．ヘバーデン結節」は，DIP関節部の腫脹，疼痛を訴え，急性期では炎症症状を伴う場合があるので否定される．

Final Answer

問題文から判断すると，明確な外傷の受傷はない．したがって，指伸展位でDIP関節の屈曲が強制されて生じる「3．マレットフィンガー」は否定される．正解は「4．デュピュイトレン拘縮」となる．

補足

本問の選択肢「4．デュピュイトレン拘縮」は，『整形外科学用語集』第5版増補（南江堂）では，Dupuytren拘縮（デュピュイトランこうしゅく）と記載されている．日本語表記としては「デュピュイトラン」が正しい．

参照

表16 手指疾患のまとめ（☞p.128）

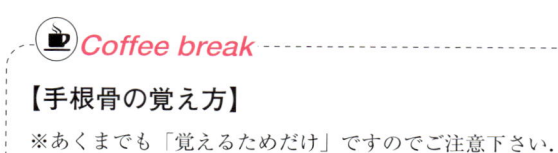

Coffee break

【手根骨の覚え方】

※あくまでも「覚えるためだけ」ですのでご注意下さい．

手根骨は，近位手根列は尺側から，遠位手根列は橈側から，ぐるっと回って覚えましょう．
『父さん月収，大なり小なり，頭を使って，有効に』．
とう（豆状骨）さん（三角骨），げっ（月状骨）しゅう（舟状骨），だい（大菱形骨）なりしょう（小菱形骨）なり，あたま（有頭骨）を使って，ゆうこう（有鉤骨）に．となります．

第5章 手

問10（8－96）

40歳の農家の主婦．ミカンの収穫でハサミを長時間使用した後で利き手の母指掌側の中手指節関節付近に母指の屈伸運動時の疼痛とひっかかり感を訴えて来院した．触診すると掌側第1中手指節関節付近に屈伸運動につれて移動する腫瘤状の膨隆を認めた．発赤や腫脹は認められず，他指に異常はなかった．最も考えられる障害はどれか．

1．リウマチ性腱鞘炎　　2．ド・ケルバン病　　3．弾発指　　4．種子骨の骨折

①年齢　②性別　③受傷機転　④主訴・症状　⑤検査所見　⑥治療　⑦固定法　⑧合併症　⑨後遺症　⑩診断名

抽出

①：40歳
②：主婦
③：ハサミを長時間使用した後
④：利き手の母指掌側の中手指節関節付近に母指の屈伸運動時の疼痛とひっかかり感
⑤－1：掌側第1中手指節関節付近に屈伸運動につれて移動する腫瘤状の膨隆
⑤－2：発赤や腫脹は認められない
⑤－3：他指に異常はなし
⑩：最も考えられる障害

分析

③：ハサミの長時間使用が誘因であるから，選択肢の中で考えられるのは，手指の使い過ぎで生じる「2．ド・ケルバン病」「3．弾発指」である．
④：母指掌側のMP関節付近で疼痛とひっかかり感が生じるのは屈筋腱腱鞘炎で「3．弾発指」（ばね指）である．「2．ド・ケルバン病」では橈骨茎状突起周辺の腫脹，熱感，圧痛，運動痛などがみられる．
⑤－1：掌側のMP関節付近で皮下に自動屈伸運動で移動する小結節を触れるのは「3．弾発指」の症状の一つである．
⑤－2：「1．リウマチ性腱鞘炎」「2．ド・ケルバン病」「4．種子骨の骨折」では発赤または腫脹がみられる．

Final Answer

「3．弾発指」はMP関節掌側の指屈筋腱の炎症で，同部に疼痛がみられる．手指のこわばりや弾発現象のみの場合もある．上記より正解は積極的に「3．弾発指」を選ぶことができる．

参照

表16　手指疾患のまとめ（☞p.128）

問 11（10 − 98）

> 50歳の女性．手関節部橈側の疼痛を訴えて来所，軽度の腫脹および圧痛を認める．フィンケルシュタインテストが陽性，ファーレンテスト陰性，弾発現象はない．最も考えられるのはどれか．
>
> 1．ガングリオン　2．手根管症候群　3．ド・ケルバン病　4．変形性手関節症

| ①年齢 | ②性別 | ③受傷機転 | ④主訴・症状 | ⑤検査所見 | ⑥治療 | ⑦固定法 | ⑧合併症 | ⑨後遺症 | ⑩診断名 |

抽出

①：50歳
②：女性
④−1：手関節部橈側の疼痛
④−2：軽度の腫脹および圧痛
⑤−1：フィンケルシュタインテスト陽性
⑤−2：ファーレンテスト陰性
⑤−3：弾発現象はない
⑩：最も考えられるのは

分析

「1．ガングリオン」は，関節近傍に発生する弾性のある丸い腫瘤で，靱帯や腱，腱鞘，関節包から発生する．「2．手根管症候群」の原因となることもある．

「2．手根管症候群」では，ファーレンテストが陽性となるため否定される．

「3．ド・ケルバン病」は，手の伸筋腱腱鞘の第1区画の中を長母指外転筋と短母指外転筋が走行しており，この部の腱鞘炎のことをいう．症状として，母指基部から手関節橈側にかけての疼痛，橈骨茎状突起部の腫脹・腫瘤形成と圧痛がみられる（④−1）．

Final Answer

フィンケルシュタインテストは，母指を内側に入れて手を握り，手関節の尺屈を強制して行い，手関節橈側に疼痛を訴えれば陽性で，「3．ド・ケルバン病」に対する徒手検査法である．したがって，これが正解となる．

※フィンケルシュタインテストは，現在は「アイヒホッフテスト」に改められている．

参照

表16　手疾患のまとめ（☞p.128）
表17　正中神経障害（☞p.130）

第 5 章　手

問 12（8 － 95）

　30歳の男性．長期間にわたり腎透析を受けていたが，最近になって小さなものをつまみづらくなったと訴えて来院した．手関節を強く屈曲すると手掌，特に母指側に疼痛としびれ感が増加した．また，母指球筋に萎縮があり，母指の対立運動が障害されていた．考えられる障害はどれか．

1．ギヨン管症候群　　2．手根管症候群　　3．短母指外転筋断裂
4．母指内転筋拘縮

①年齢　②性別　③受傷機転　④主訴・症状　⑤検査所見　⑥治療　⑦固定法　⑧合併症　⑨後遺症　⑩診断名

抽出

①：30歳
②：男性
既往：長期間にわたり腎透析
④：小さなものをつまみづらくなった
⑤－1：手関節を強く屈曲すると手掌，特に母指側に疼痛としびれ感が増加
⑤－2：母指球筋に萎縮
⑤－3：母指の対立運動が障害
⑩：考えられる障害

分析

⑤－1：手関節屈曲テスト（ファーレンテスト）のことであり，「2．手根管症候群」の患者ではこの肢位でしびれが誘発あるいは症状が憎悪する．
⑤－2：母指球筋の構成要素は，短母指屈筋，短母指外転筋，母指対立筋，母指内転筋である．母指球筋の支配神経と作用をまとめると以下の表の通りである．

筋名	支配神経	作用
短母指屈筋	正中神経 尺骨神経	母指MP関節屈曲
短母指外転筋	正中神経	母指掌側外転
母指対立筋	正中神経	母指を小指の方向に向ける
母指内転筋	尺骨神経（深枝）	母指内転

⑤－3：母指の対立運動の主要筋は，母指対立筋である．

Final Answer

「1．ギヨン管症候群」は尺骨神経管における尺骨神経の絞扼神経障害で，小指，環指のしびれや疼痛，鉤爪指変形や指の巧緻運動障害を主症状とする．小指球と骨間筋に萎縮がみられ，知覚障害は主に手の掌尺側のみに出現する．これらから否定される．「3．短母指外転筋断裂」「4．母指内転筋拘縮」では神経症状（⑤－1）が生じることは考えにくく，母指内転筋は尺骨神経支配である．正中神経麻痺の症状（⑤－1〜⑤－3）がみられていることに加え，「2．手根管症候群」は，血液透析後のアミロイドの沈着（既往）が要因となることからこれが正解となる．

参照

図 4　母指掌側の筋　（☞p.121）
表 5　指の運動と筋　（☞p.119）
表17　正中神経障害　（☞p.130）
表22　尺骨神経障害　（☞p.135）

問 13（12－95）

50歳の女性．右第2，第3指を中心とする手掌の感覚障害，夜間痛を訴え来所した．前腕回外位で手根部掌側の叩打によって放散痛を認めた．両側手関節を掌屈して手背を互いに押しつけると約1分でしびれるような痛みを訴えた．この症状に最も関係する神経はどれか．

1．橈骨神経　　2．尺骨神経　　3．前骨間神経　　4．正中神経

①年齢　②性別　③受傷機転　④主訴・症状　⑤検査所見　⑥治療　⑦固定法　⑧合併症　⑨後遺症　⑩診断名

抽出

①：50歳

②：女性

④－1：右第2，第3指を中心とする手掌の感覚障害

④－2：夜間痛

⑤－1：前腕回外位で手根部掌側の叩打によって放散痛

⑤－2：両側手関節を掌屈して手背を互いに押しつけると約1分でしびれるような痛み

⑤－3：最も関係する神経

分析

④-1：感覚障害領域から「4．正中神経」が導かれる．
①，②：手根管症候群は，中年女性に多くみられる．
④-2：夜間痛は手根管症候群の特徴的な症状である．
⑤-1：手根管部のチネル様徴候陽性所見である．
⑤-2：ファーレン徴候の陽性所見である．

Final Answer

　「3．前骨間神経」は知覚枝ではなく運動枝であるため，まず除外できる．中年女性，夜間または明け方に正中神経領域にしびれ増強，手根管部分のチネル様徴候陽性，ファーレン徴候の陽性は手根管症候群の特徴である．したがって，上記とあわせて「4．正中神経」が正解となる．臨床では頚椎疾患との鑑別が必要なことがあるので注意が必要である．

参照

表17　正中神経障害　（☞p.130）
表20　橈骨神経障害　（☞p.133）
表22　尺骨神経障害　（☞p.135）

☕ *Coffee break*

【上肢の冠名骨折など】

バンカート骨折（Bankart fr.）	肩関節前方脱臼に伴う肩関節窩前下縁の骨折
ヒル・サックス骨折（Hill-Sachs fr.）	肩関節前方脱臼に伴う上腕骨骨頭後外側の骨折
モンテジア骨折（Monteggia fr.）	尺骨骨幹部上・中1/3骨折に橈骨頭が脱臼したもの．伸展型と屈曲型がある．伸展型が多い
ガレアッツィ骨折（Galeazzi fr.）	橈骨骨幹部中・下1/3骨折に遠位橈尺関節脱臼を合併するもの．
バートン骨折（Barton fr.）	橈骨遠位端の関節面に骨折線が生じ，手根骨と共に転位するもの．背側バートン骨折と掌側バートン骨折がある
夜警棒骨折（nightstick fr.）	直達外力により生じた尺骨骨幹部骨折
自動車運転手骨折（chauffeur's fr.）	橈骨茎状突起骨折
コーレス骨折（Colles fr.）	橈骨遠位端部の骨折．関節面より1～3cmのところに骨折線が生じ遠位骨片は背側に転位しフォーク背状変形を特徴とする
スミス骨折（Smith fr.）	逆コーレス骨折．橈骨遠位端部の骨折で遠位骨片が掌側転位をするもの．鋤状変形を呈する
ベネット骨折（Bennett fr.）	第1中手骨基底部掌尺側面の脱臼骨折．遠位骨片（大骨片）が橈側に脱臼する
ローランド骨折（Roland fr.）	ベネット骨折にみられる掌尺側の小骨片に加え，背側にも骨片を有する骨折
ボクサー骨折（boxer's fr.）	第4，5中手骨頚部骨折で背側凸変形を呈するもの．手拳で硬いものを殴った場合に発生する
槌状骨折（mallet fr.）	手指末節骨基部における裂離骨折

第6章 脊椎

問1（9－99）

> 85歳の女性．夜間にトイレへ行こうとしたとき，足が滑ってしりもちをついた．翌朝から背部痛を訴えるようになって来所した．骨粗鬆症の治療で近くの病院に通院しているとのことであった．第1腰椎部に叩打痛を訴え，脊柱起立筋群の緊張が著明であった．病院でのエックス線検査の結果，第1腰椎の骨折と診断された．最も考えられるのはどれか．
>
> 1．椎弓部骨折　2．横突起（肋骨突起）骨折　3．棘突起骨折　4．椎体骨折

①年齢　②性別　③受傷機転　④主訴・症状　⑤検査所見　⑥治療　⑦固定法　⑧合併症　⑨後遺症　⑩診断名

抽出

①：85歳
②：女性
③：足が滑ってしりもちをついた
④：翌朝から背部痛
特徴：骨粗鬆症
⑤－1：第1腰椎部に叩打痛
⑤－2：脊柱起立筋群の緊張が著明
⑩－1：第1腰椎の骨折
⑩－2：最も考えられるのは

分析

腰部の「1．椎弓部骨折」として考えられるのは，2点固定座席ベルト装着時の自動車事故や転落などで中央柱および後柱に屈曲伸延力が作用して生じ，棘突起から椎弓に及ぶ横骨折など後方要素の水平断裂が特徴である（Chance fracture）．椎弓の単独骨折は極めて稀である．
「2．横突起（肋骨突起）骨折」は，転倒や交通事故による直達外力の作用による場合や大腰筋や腰方形筋の急激な筋収縮による場合がある．
「3．棘突起骨折」は，頸椎下部にみられることが多く，単独骨折では棘突起の長い第7頸椎に起こりやすい．屈曲力やスコップ作業時（clay shoveler's fracture）やゴルフスイング時の急激な筋収縮によって生じる．腰椎に生じることは極めて稀である．

Final Answer

椎体の圧迫骨折は可動性の大きい胸腰椎移行部に好発する．老人（①）では，骨粗鬆症（特徴）を基盤として，脊柱屈曲位でしりもちをつく（③）など比較的軽微な外力で発生する．症状としては，棘突起の叩打痛（⑤－1）や疼痛による前屈制限などがある．したがって，最も考えられるのは「4．椎体骨折」となる．

問2（13－92）

40歳の男性．作業中，高さ3メートルの足場から飛び下りた．起こりやすいのはどれか．2つ選べ．

1．第12胸椎圧迫骨折　2．第4腰椎圧迫骨折　3．脛骨骨幹部骨折　4．踵骨骨折

①年齢　②性別　③受傷機転　④主訴・症状　⑤検査所見　⑥治療　⑦固定法　⑧合併症　⑨後遺症　⑩診断名

抽出

①：40歳
②：男性
③：高さ3メートルの足場から飛び下りた
⑩：起こりやすいのはどれか．2つ選べ

分析

「3．脛骨骨幹部骨折」は交通外傷などの直達外力として発生することが多く，否定される．
③：高所からの転落によって生じる外傷としては，「1．第12胸椎圧迫骨折」と「2．第4腰椎圧迫骨」の椎体圧迫骨折および「4．踵骨骨折」が考えられる．

Final Answer

胸椎や腰椎の椎体圧迫骨折は高所からの転落によって発生することがある．第1〜第10胸椎は胸郭を形成する肋骨と連絡しており，安定性が高く圧迫骨折は生じにくい．第3〜第5腰椎は椎体が大きく椎弓強度が強いため安定しており，圧迫骨折は考えにくい．したがって，「1．第12胸椎圧迫骨折」と，高所からの飛び降りによって生じやすい「4．踵骨骨折」が正解となる．

補足

踵骨骨折の予後

踵骨骨折は変形治癒することが多い．踵骨外壁膨隆変形による腓骨筋腱腱鞘炎，変形性関節症，足根洞内の靱帯損傷や滑膜炎による軟部組織病変，慢性浮腫，ズデック骨萎縮（Sudeck's atrophy），アキレス腱炎などによって頑固な歩行時痛を長期間残すことが多い．

Coffee break

【脊椎の冠名骨折など】

ジェファーソン骨折（Jefferson fr.）	環椎の破裂骨折
絞首刑骨折（hangman's fr.）	軸椎関節突起間骨折
スコップ作業者骨折（clay shoveler's fr.）	C7棘突起骨折．屈曲力や急激な筋収縮による牽引力により生じる．ゴルフスイング時に生じる場合もある．
チャンス骨折（Chance fr.）	胸椎以下の椎弓と椎弓根の水平骨折．2点固定座席ベルト装着時の自動車事故（seat belt injury）や転落時に発生する．

第7章
骨盤・股

問1（11－95）

17歳の男子．陸上選手．短距離走のスタート時の動作で受傷した．受傷時，右膝を屈曲しながらの右股関節の屈曲力，外転力の低下があった．医療機関で精査の結果，骨盤骨の剥離骨折と診断された．最も考えられる損傷部位はどれか．

1．右腸骨稜　　2．右上前腸骨棘　　3．右坐骨結節　　4．恥骨結合部

①年齢　②性別　③受傷機転　④主訴・症状　⑤検査所見　⑥治療　⑦固定法　⑧合併症　⑨後遺症　⑩診断名

抽出

①：17歳
②：男子
社会歴（スポーツ歴）：陸上選手
③：短距離走のスタート時の動作で受傷
⑤：受傷時，右膝を屈曲しながらの右股関節の屈曲力，外転力の低下
⑩－1：骨盤骨の剥離骨折
⑩－2：最も考えられる損傷部位

分析

骨盤骨の剥離骨折と診断されている（⑩－1）ことから選択肢それぞれについて検討する．

「1．右腸骨稜」の剥離骨折は，バットの素振りなどで体幹が回旋された場合に内・外腹斜筋，腹横筋の牽引によって発生する．

「3．右坐骨結節」の剥離骨折はハードル走やチアリーダーの開脚時に発生しやすい．ハードル走の場合は体幹前傾姿勢から急に膝関節を伸展した場合にハムストリングスの牽引によって発生する．チアリーダーの開脚時の場合は両下肢を急激に外転させた場合大内転筋の牽引によって発生する．

内転筋群の急激な収縮による恥骨起始部での剥離骨折がみられるが，「4．恥骨結合部」の剥離骨折はまれであり，⑤の所見と一致しない．

Final Answer

「2．右上前腸骨棘」の剥離骨折は，短距離走のスタート時などで股関節の急激な伸展と体幹の伸展が同時に行われる動作や股関節最大伸展位から股・膝関節の屈曲が同時に起こった場合に発生する．この剥離骨折は大腿筋膜張筋，縫工筋の働きによって発生する．膝関節を屈曲しながらの股関節の屈曲，外転（⑤）は縫工筋の作用である．したがってこの検査により筋力低下が認められていることから「2．右上前腸骨棘」の剥離骨折が考えられ，これが正解となる．

参照

図14　骨盤単独骨折（☞p.142）
表27　骨盤骨の裂離骨折（☞p.142）

問2（12 — 97）

13歳の男子．短距離走練習中，スタートの瞬間に股関節部に激痛を感じ来所した．最も考えられるのはどれか．

1．下前腸骨棘剥離骨折　　2．上前腸骨棘剥離骨折　　3．坐骨結節剥離骨折
4．恥骨結合剥離骨折

①年齢　②性別　③受傷機転　④主訴・症状　⑤検査所見　⑥治療　⑦固定法　⑧合併症　⑨後遺症　⑩診断名

抽出

①：13歳
②：男子
③：短距離走練習中，スタートの瞬間に股関節部に激痛
⑩：最も考えられるのは

分析

①：年齢から，下前腸骨棘，上前腸骨棘，坐骨結節の骨端核は出現していると考える．
③：短距離走のスタート時は，股関節の急激な伸展と体幹の伸展が同時に行われる．

Final Answer

上記より，上前腸骨棘か下前腸骨棘の剥離骨折が考えられる．上前腸骨棘の剥離骨折は下前腸骨棘の剥離骨折より発生頻度が高く，このような短距離走のスタート時に多くみられる．したがって，最も考えられるのは「2．上前腸骨棘剥離骨折」となる．

参照

図14　骨盤単独骨折（☞p.142）
表27　骨盤骨の裂離骨折（☞p.142）

問3（9 — 96, 97）

次の文章を読み問題96，問題97に答えよ．

45歳の男性．交通事故で受傷した．右股関節が軽度屈曲，内転，内旋位をとり，大転子はやや高位で，患肢の短縮を認めた．また股関節は弾発性固定を示した．下腿前外側面に感覚異常を認め足関節の背屈が不能であった．

問題96　最も考えられるのはどれか．
1．股関節前方脱臼
2．股関節後方脱臼
3．大腿骨骨頭骨折
4．大腿骨頸部骨折

問題97　損傷している神経はどれか．
1．上殿神経
2．大腿神経
3．閉鎖神経
4．坐骨神経

①年齢　②性別　③受傷機転　④主訴・症状　⑤検査所見　⑥治療　⑦固定法　⑧合併症　⑨後遺症　⑩診断名

抽出

①：45歳
②：男性
③：交通事故で受傷
⑤－1：右股関節が軽度屈曲，内転，内旋位
⑤－2：大転子はやや高位で，患肢の短縮
⑤－3：股関節は弾発性固定
⑤－4：下腿前外側面に感覚異常
⑤－5：足関節の背屈が不能
問題96　⑩：最も考えられるのは
問題97　⑧：損傷している神経は

分析

⑤－3：脱臼の固有症状であるから「3．大腿骨骨頭骨折」「4．大腿骨頸部骨折」が否定される．

Final Answer

問題96

⑤－1，⑤－2：股関節が軽度屈曲，内転，内旋位で，大転子高位，患肢の短縮がみられることから「2．股関節後方脱臼」が考えられる．

問題97

下腿前外側面の知覚（⑤－4）は浅腓骨神経支配で，足関節の背屈（⑤－5）は前脛骨筋，長趾伸筋，第3腓骨筋でこれらは深腓骨神経に支配される．浅・深腓骨神経はともに坐骨神経から腓骨神経を経て分枝する．股関節後方脱臼の合併損傷として「4．坐骨神経損傷」が生じることがありこれが正解となる．フローチャートにすると次のようになる．

```
                    股関節の弾発性固定
                   ─            ＋
         ┌──────────┐         ↓
         │3．大腿骨骨頭骨折│      股関節の肢位
         └──────────┘       内転  外転
         ┌──────────┐      ↓      ↓
         │4．大腿骨頚部骨折│  ┌────┐  ┌────┐
         └──────────┘  │2．後方脱臼│  │1．前方脱臼│
                        └────┘  └────┘
                           ↓
                    ・大転子高位
                    ・坐骨神経障害
```

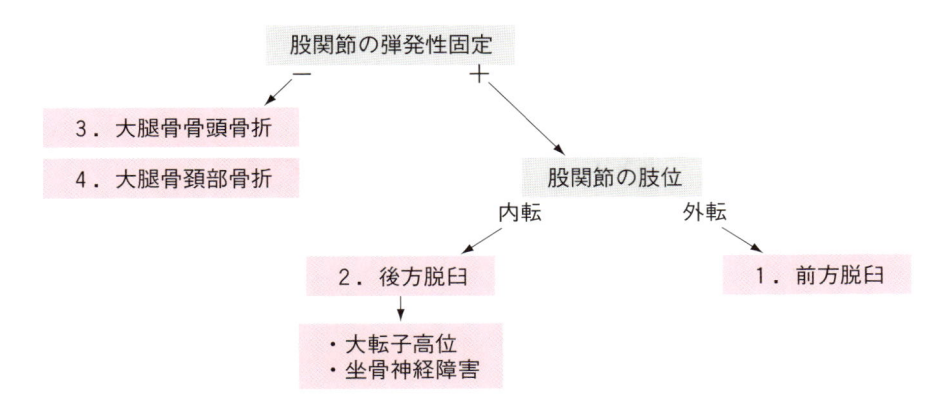

参照

図13　下肢のデルマトームと知覚神経支配　（☞p.139）
表25　足関節・足部の運動と筋　（☞p.141）
表28　大腿骨頚部内側骨折（内転型）と股関節後方脱臼の比較　（☞p.143）
表29　股関節の後方脱臼と前方脱臼の比較　（☞p.143）

問4（12－96）

> 25歳の女性．乗用車の助手席に同乗．停車中のトラックに追突した．股関節90度屈曲，内外転中間位，膝関節90度屈曲位でダッシュボードに膝部を強く打ちつけた．発生頻度が高い損傷はどれか．2つ選べ．
>
> 1．股関節後方単独脱臼　　2．臼蓋後縁骨折を伴う股関節後方脱臼
> 3．大腿骨頭骨折を伴う股関節後方脱臼　　4．股関節中心性脱臼

①年齢　②性別　③受傷機転　④主訴・症状　⑤検査所見　⑥治療　⑦固定法　⑧合併症　⑨後遺症　⑩診断名

抽出

①：25歳
②：女性
③－1：乗用車の助手席に同乗．停車中のトラックに追突
③－2：股関節90度屈曲，内外転中間位，膝関節90度屈曲位でダッシュボードに膝部を強く打ちつけた．
⑩：発生頻度が高い損傷はどれか．2つ選べ．

分析

③－2：外力の作用によって股関節の後方脱臼か，それに伴う骨折を合併することが多い．いわゆるダッシュボード損傷で，膝関節部がダッシュボードに衝突して生じ，膝関節やその周囲の骨折，靱帯損傷，また大腿骨骨幹部に外力が及んで股関節やその周囲の骨

折・脱臼などがみられる．

「4．股関節中心性脱臼」は，高所からの墜落などによって大転子部を強打した場合に生じる．受傷時の外力が異なるため否定される．

Final Answer

本問では，骨折を伴わない「1．股関節後方単独脱臼」なのか「2．臼蓋後縁骨折を伴う股関節後方脱臼」なのか，あるいは「3．大腿骨頭骨折を伴う股関節後方脱臼」なのかが問われている．

一般的に股関節後方脱臼に骨折を伴うか伴わないかは，受傷時の股関節の肢位で決まる．

股関節の屈曲内転が強い場合には，骨折を伴わない後方脱臼が発生するといわれている．

内外転の中間位で受傷すると寛骨臼後縁部の骨折を伴った後方脱臼が発生する．

股関節の屈曲が60度以下，膝関節伸展の場合，大腿骨骨頭は寛骨臼後上部の厚く丈夫な部分と衝突して大腿骨骨頭骨折や大腿骨頚部骨折を合併する．

したがって，本問の症例は，受傷時の肢位と外力の作用（③－2）から，「1．股関節後方単独脱臼」，および「2．臼蓋後縁骨折を伴う股関節後方脱臼」が考えられ，これらが正解となる．

補足

股関節後方脱臼では，大腿骨頭靱帯が断裂し，腸骨大腿靱帯（Y靱帯）は断裂しないのが一般的である．腸骨大腿靱帯が断裂していないため股関節は屈曲・内転・内旋位での弾発性固定を呈する．腸骨脱臼に比べ坐骨脱臼の方が弾発性固定が著明である．大転子高位（ローゼル・ネラトン線で検査）・股関節部の無抵抗などの症状がある．合併症として寛骨臼や大腿骨骨頭の骨折，坐骨神経損傷などがある．また整復までの時間が長ければ大腿骨骨頭の阻血性壊死などが発症することがある．

参照

表29　股関節の後方脱臼と前方脱臼の比較　（☞p.143）

問 5（8 － 97）

> 11歳の男児．身長150cm，体重80kg．3週前柔道の練習中に払い腰をかけて転倒した．その後，大腿部から膝部にかけて運動痛が生じ，最近，股関節内旋時に疼痛が著しい．最も考えられるのはどれか．
>
> 1．大腿骨骨頭すべり症　2．股関節脱臼　3．大腿骨頚部骨折　4．ペルテス病

①年齢　②性別　③受傷機転　④主訴・症状　⑤検査所見　⑥治療　⑦固定法　⑧合併症　⑨後遺症　⑩診断名

抽出

①：11歳
②：男児
特徴：身長150cm，体重80kg
③：3週前柔道の練習中に払い腰をかけて転倒
④－1：大腿部から膝部にかけて運動痛
④－2：最近，股関節内旋時に疼痛が著しい
⑩：最も考えられるのは

分析

③：「2．股関節脱臼」「3．大腿骨頚部骨折」はもちろん外傷であり，「1．大腿骨骨頭すべり症」も外傷によって，また「4．ペルテス病」も外傷を契機として起こる場合がある．
④－1：「2．股関節脱臼」「3．大腿骨頚部骨折」とも歩行不能となり，受傷部の疼痛が著明である．「1．大腿骨骨頭すべり症」「4．ペルテス病」では大腿から膝関節の痛みを訴えることがある．
④－2：「1．大腿骨骨頭すべり症」「4．ペルテス病」では，屈曲，外転と内旋運動が著しく制限される．

Final Answer

患者はかなりの肥満児である．「1．大腿骨骨頭すべり症」では，患者の約75％が肥満児とされている．「1．大腿骨骨頭すべり症」と「4．ペルテス病」の判別は，これが決め手となって，最も考えられるのは「1．大腿骨骨頭すべり症」となる．

参照

表28　大腿骨頚部内側骨折（内転型）と股関節後方脱臼の比較　（☞p.143）
表30　股関節部の有痛性疾患　（☞p.143）

問6 (12 − 98)

> 10歳の男児．就寝時，右股関節部の疼痛を訴えたがそのまま眠ってしまったので経過をみていた．翌朝起床後，股関節部の疼痛とともに跛行が目立つようになったので来所．前日，運動会の練習で50メートル徒競走を3回繰り返したという．右股関節はやや外転・外旋に拘縮，大腿部末梢内側の疼痛およびスカルパ三角部の圧痛を認めるが同部に著明な腫脹は認めない．可能性の低いのはどれか．
>
> 1．大腿骨近位骨端線離開　　2．小児単純性股関節炎　　3．臼蓋形成不全
> 4．ペルテス（Perthes）病

①年齢　②性別　③受傷機転　④主訴・症状　⑤検査所見　⑥治療　⑦固定法　⑧合併症　⑨後遺症　⑩診断名

抽出

①：10歳
②：男児
④−1：就寝時，右股関節部の疼痛を訴えたがそのまま眠ってしまった
④−2：翌朝起床後，股関節部の疼痛とともに跛行が目立つようになった
③：前日，運動会の練習で50メートル徒競走を3回繰り返した
④−3：右股関節はやや外転・外旋に拘縮
⑤−1：大腿部末梢内側の疼痛
⑤−2：スカルパ三角部の圧痛を認めるが同部に著明な腫脹は認めない
⑩：可能性の低いのは

分析

「1．大腿骨近位骨端線離開（大腿骨頭すべり症）」：
　急性型と慢性型に分類される．急性型は外傷の既往があり慢性型は外傷の既往がなく徐々に発生する．今回の症例では慢性型である．好発年齢は10〜16歳に多い．特徴的身体所見として肥満児で色白の男子に多い．慢性型では，跛行を呈する．疼痛は股関節痛・膝関節部痛を訴えることが多く誤診されることが多い．今回の症例でも大腿部末梢内側の疼痛を訴えている．患肢は外旋位を呈していて内旋は不能である．ドレーマン（Drehman）徴候が陽性に出る．エックス線像によって診断される．

「2．小児単純性股関節炎」：
　小児股関節痛の最も多い原因である．通常1〜2週間程度の経過観察で症状が軽快する．主症状は股関節痛であるが大腿部末梢内側の疼痛を訴えることがある．単純エックス線で骨に異常は認められない．跛行を呈し外転・外旋位をとることがある．

「4．ペルテス（Perthes）病」：
　発育期に大腿骨近位骨端核が無腐性壊死を起こす疾患である．好発年齢は3〜10歳で多くは6〜7歳の男子に発生する．疼痛でなく跛行を主訴に来院することが多い．疼痛股関節・膝関節痛を訴えることがある．治療は免荷装具を使用した保存療法でほとんどが治癒する．

Final Answer

　「1．大腿骨近位骨端線離開」（大腿骨頭すべり症），「2．小児単純性股関節炎」，「4．ペルテス（Perthes）病」は症状が類似している部分もあり特に鑑別が必要である．これらに対し「3．臼蓋形成不全」は症状が異なる．

　「3．臼蓋形成不全」では，まず先天性股関節脱臼が考えられる．先天性股関節脱臼のある患者は必ず臼蓋形成不全を伴う．しかし臼蓋形成不全がある人でも治療の必要がない例も存在する．そのような例では臼蓋形成不全を伴う二次性の変形性関節症が考えられる．10歳代で発症することがあるが性差では女性の方が多い．したがって，可能性が低い疾患として「3．臼蓋形成不全」が正解となる．

補足

　「1．大腿骨近位骨端線離開」（大腿骨頭すべり症）の慢性型は，本問のような症状を呈する．エックス線検査にて大腿骨頭が後方へ転位することにより鑑別する．

　「2．小児単純性股関節炎」と「4．ペルテス（Perthes）病」は患者の年齢層，愁訴はほぼ同じである．運動制限は小児単純性股関節炎の方が軽度である．この２つの疾患はエックス線で鑑別される．単純性股関節炎はエックス線上異常を認めない．

　ドレーマン（Drehman）徴候：背臥位で患側股関節を屈曲していくと股関節は次第に外転・外旋していく．大腿骨近位骨端線離開（大腿骨頭すべり症），ペルテス（Perthes）病で陽性となる．

参照

表30　股関節部の有痛性疾患　（☞p.143）

☕ Coffee break

【腰神経叢の覚え方】

※あくまでも「覚えるためだけ」ですのでご注意下さい．

　腰神経叢は，その筋枝が腰方形筋と腸腰筋を支配することをまず押さえて，次の６つの神経を覚えます．『腸骨下腹，腸骨鼡径，陰部大腿，外側大腿皮，大腿，閉鎖』

　覚え方は，『町長さんは，意外と大きな屁をこいた』です．ちょう（腸骨下腹）ちょう（腸骨鼡径）さんは，い（陰部大腿）がい（外側大腿皮）とおおきな（大腿）へ（閉鎖）をこいた．となります．

　ちなみに，股を**閉**じるときに使う筋は，内転筋です．**閉**じるのはやっぱり**閉**鎖神経．内転筋群の支配に必ず閉鎖神経が関与します．二重支配を受ける恥骨筋（閉鎖神経と大腿神経）と大内転筋（閉鎖神経と坐骨神経）は特に重要です．他の薄筋，長・短内転筋は閉鎖神経が単独で支配します．

　ついでに，大腿神経の支配筋についても押さえておきましょう．大腿神経が支配する筋は，大腿四頭筋，縫工筋，腸腰筋，恥骨筋です．覚え方は，『だいたい，だいたいの方向は，チョー恥だ』です．

　だいたい（大腿神経），だいたい（大腿四頭筋）のほうこう（縫工筋）は，チョー（腸腰筋）はじ（恥骨筋）だ．です．

　これで，ばっちりですね．

問 7（13 − 105）

68歳の女性．左下肢片脚起立時には図のような姿勢異常を呈したが，右下肢片脚起立時では異常を示さなかった．原因として考えられるのはどれか．2つ選べ．

1．左腸腰筋の短縮
2．左上殿神経麻痺
3．右股関節先天性脱臼
4．左大腿骨頚部骨折後の内反股

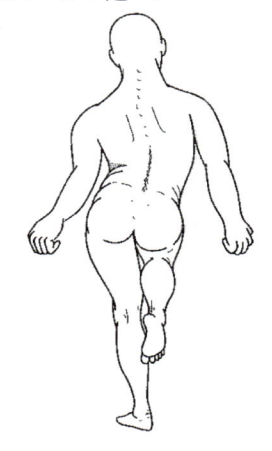

①年齢　②性別　③受傷機転　④主訴・症状　⑤検査所見　⑥治療　⑦固定法　⑧合併症　⑨後遺症　⑩診断名

抽出

①：68歳
②：女性
⑤−1：左下肢片脚起立時には図のような姿勢異常
⑤−2：右下肢片脚起立時では異常なし
⑩：原因として考えられるのはどれか．2つ選べ（病態）

分析

　図は，左片脚起立時に骨盤が右側に傾斜，胸郭が左側に傾斜して左側の肩が降下しており（⑤−1），トレンデレンブルグ（Trendelenburg）徴候を示している．

　一般的に，トレンデレンブルグ徴候では，患側で起立した場合に，中殿筋の機能不全（外転筋力）のために骨盤は傾斜して健側が降下する．その結果，バランスをとるために体幹（胸部）は傾斜し，肩は患側に降下する．

　本問の症例では，骨盤の右側（健側）への傾斜がみられるため，左中殿筋の機能障害（外転筋力低下）と考える．

　「1．腸腰筋の短縮」では，股関節屈曲位拘縮を呈するためトーマステスト（Thomas test）陽性や尻上がり現象が出現する．トレンデレンブルグ徴候はみられない．

　先天性股関節脱臼の患者が，本問の症例のように高齢となった場合（①），二次性の変形性股関節症が生じ，大腿骨頭は殿筋内に脱臼するため大転子高位となる．その結果，中殿筋の機能不全が出現しトレンデレンブルグ徴候陽性となる．「3．右股関節先天性脱臼」であれば，患側が右側であるため図の左側のトレンデレンブルグ徴候は陽性とならない．したがって，⑤−2より否定される．

Final Answer

　中殿筋は，股関節外転の主動作筋の一つで上殿神経に支配される．したがって，「2．左上殿神経麻痺」でトレンデレンブルグ徴候は陽性となる．
　「4．左大腿骨頚部骨折後の内反股」では大転子高位となり，中殿筋の機能不全を伴いトレンデレンブルグ徴候が陽性となる．
　したがって，「2．左上殿神経麻痺」，「4．左大腿骨頚部骨折後の内反股」が正解となる．

補足

トレンデレンブルグ徴候陽性となる疾患
　中殿筋の機能障害は内反股，大転子高位，大腿骨骨頭側方移動，中殿筋麻痺などによって発生する．原因疾患として，先天性股関節脱臼，麻痺性疾患（脳性麻痺，脊髄性小児麻痺），大腿骨頚部骨折後の内反股などがある．

参照

表23　股関節の運動と筋（☞p.140）

第8章

膝

問1（7-95）

18歳の男子．サッカーの試合中に受傷し直ちに来院した．跛行が著明で，膝関節を伸展位に保持している．膝関節の腫脹が著しく，膝蓋跳動を認める．側方動揺性はないが，ラックマンテスト陽性，アプレーテスト陰性である．最も考えられる外傷はどれか．

1．前十字靱帯損傷　2．内側側副靱帯損傷　3．膝蓋腱断裂　4．外側半月損傷

①年齢　②性別　③受傷機転　④主訴・症状　⑤検査所見　⑥治療　⑦固定法　⑧合併症　⑨後遺症　⑩診断名

抽出

①：18歳
②：男子
③：サッカーの試合中に受傷
④-1：跛行が著明
④-2：膝関節を伸展位に保持
④-3：膝関節の腫脹が著しい
⑤-1：膝蓋跳動あり
⑤-2：側方動揺性はない
⑤-3：ラックマンテスト陽性
⑤-4：アプレーテスト陰性
⑩：**最も考えられる外傷**

分析

④-2：膝関節を伸展位に保持できることから，「3．膝蓋腱断裂」は否定される．

⑤-1：膝蓋跳動は関節内貯留液の有無を調べるもので，関節包内の損傷時（関節内骨折，関節内靱帯損傷，半月板損傷など）に認められる．
　　　膝蓋跳動が認められる⇒関節水腫または関節血腫⇒関節包内の損傷
　　　すなわち，「1．前十字靱帯損傷」，「4．外側半月損傷」のどちらか．

⑤-2：側方動揺は側副靱帯損傷時に認められる．内側側副靱帯損傷の場合は外反動揺が，外側側副靱帯損傷の場合は内反動揺が認められる．
　　　「2．内側側副靱帯損傷」は，⑤-1とあわせて完全に否定される．

⑤-3：ラックマンテストは前十字靱帯損傷の有無を調べるテストで，前方引き出し徴候と同様である．（後十字靱帯の鑑別はできない）
　　　陽性であるから「1．前十字靱帯損傷」が疑われる．

⑤-4：アプレーテストは半月板損傷と側副靱帯損傷の有無を調べるものである．引アプレーテストでは牽引で半月板への圧が減少されるので，半月板損傷のみでは疼痛は発生しない．
　　　陰性であるから，「2．内側側副靱帯損傷」，「4．外側半月損傷」が否定される．

Final Answer

整理すると以下のようになり,「1．前十字靱帯損傷」と決定される．

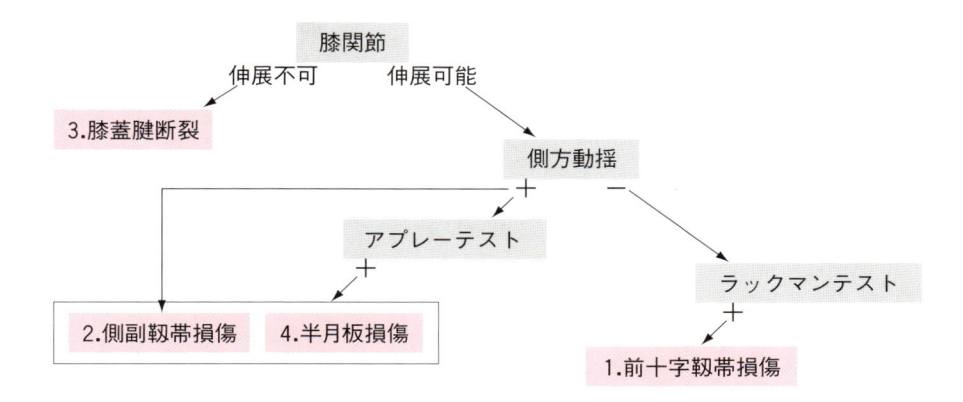

```
            膝関節
       伸展不可 ／ ＼ 伸展可能
  3.膝蓋腱断裂        側方動揺
                    ＋ ／   ＼ －
              アプレーテスト    ラックマンテスト
                    ＋            ＋
        2.側副靱帯損傷  4.半月板損傷  1.前十字靱帯損傷
```

問2（4 － 100）

> 20歳の男性．柔道の乱取り中に，右膝関節部に前方より外力が加わり受傷した．症状として脛骨の後方落ち込み（サギング）がみられた．最も考えられる外傷はどれか．
>
> 1．前十字靱帯損傷　　2．後十字靱帯損傷　　3．外側半月板損傷
> 4．内側半月板損傷

①年齢　②性別　③受傷機転　④主訴・症状　⑤検査所見　⑥治療　⑦固定法　⑧合併症　⑨後遺症　⑩診断名

抽出

①：20歳
②：男性
③：右膝関節部に前方より外力が加わり受傷
⑤：脛骨の後方落ち込み（サギング）
⑩：**最も考えられる外傷**

分析

受傷機転と検査所見から解答を導く問題で，選択肢を考慮すれば易問である．
③：膝関節部に前方から外力が加わって生じるのは「2．後十字靱帯損傷」である．
⑤：脛骨の後方落ち込み（posterior sagging）がみられるのは「2．後十字靱帯損傷」である．

Final Answer

本問では，消去法ではなく積極的に正解を導き，「2．後十字靱帯損傷」が正解となる．

参照

表31　膝関節の軟部組織損傷（☞p.144）

問3（4-99）

> 25歳の男性．ラグビー中にタックルされ転倒した際に膝外反が強制された．膝関節の疼痛が著明である．最も考えられる外傷はどれか．
>
> 1．脛骨外側顆骨折　　2．内側側副靱帯損傷　　3．脛骨結節剥離骨折
> 4．前十字靱帯損傷

①年齢　②性別　③受傷機転　④主訴・症状　⑤検査所見　⑥治療　⑦固定法　⑧合併症　⑨後遺症　⑩診断名

抽出

①：25歳
②：男性
③：タックルされ転倒した際に膝外反が強制
④：膝関節の疼痛が著明
⑩：**最も考えられる外傷**

分析

　設問の情報が乏しく，受傷機転のみで正解を導かなければならない．
　③：膝外反が強制されて生じる可能性があるのは，「1．脛骨外側顆骨折」「2．内側側副靱帯損傷」である．ここで注意すべきは，タックルによる膝外反強制ではなく，転倒時の膝外反強制である．「1．脛骨外側顆骨折」は，成人では比較的大きな外力によって生じ，内側側副靱帯の断裂や十字靱帯の断裂を伴うことも多い．
　「4．前十字靱帯損傷」の受傷機転は，膝関節軽度屈曲位で膝外反に加え，下腿が大腿に対して内旋強制された場合に生じる．

Final Answer

　本問は解答しにくい点もあるが，受傷機転は単純な膝外反強制，すなわち膝関節が伸展位での転倒による外反強制と考えて「4．前十字靱帯損傷」を否定し，これがタックルによる外力ではなく，転倒によるもので幾分か外力が小さいと想定することで「1．脛骨外顆骨折」を否定する．「3．脛骨結節剥離骨折」は受傷機転が異なることから，最も考えられるのは「2．内側側副靱帯損傷」となる．

補足

　「3．脛骨結節剥離骨折」はスポーツ，特に走高跳，走幅跳などによる大腿四頭筋の強力な収縮によって脛骨結節部の骨端部に離開，剥離をきたす比較的稀な骨折である．成人では脛骨結節部はその基底と強固に結合しているので，この部の剥離骨折は起こりにくいが，15歳前後でその結合がいまだ軟骨性で強固でない時期には筋力によって剥離が起こりやすい．

問 4（8 − 99）

16歳の女子．バスケットボール練習中，右膝関節を外転し内側側副靱帯を損傷した．膝関節軽度屈曲位で患部に圧迫包帯を行い，さらに大腿上部から足部までのクラーメル副子固定を施行した．初期の指導管理事項として誤っているのはどれか．

1．患側下肢の高挙　　2．ベッド上の下肢外旋位保持　　3．足背動脈拍動の確認
4．松葉杖による免荷歩行

①年齢　②性別　③受傷機転　④主訴・症状　⑤検査所見　⑥治療　⑦固定法　⑧合併症　⑨後遺症　⑩診断名

抽出

①：16歳
②：女子
③：右膝関節を外転
⑩：内側側副靱帯を損傷
⑥−1：膝関節軽度屈曲位で患部に圧迫包帯
⑦：大腿上部から足部までのクラーメル副子固定
⑥−2：初期の指導管理事項

分析

③，⑩：内側側副靱帯損傷は下腿が外旋し大腿が内旋した状態で，膝関節に外転力が加わって起こる．
⑥−3：靱帯損傷の初期処置の原則はRICE（安静・冷却・圧迫・挙上）である．「1．患側下肢の高挙」「4．松葉杖による免荷歩行」ともに正しい．

Final Answer

血管損傷の合併やコンパートメント症候群が生じているかどうかを確認する上で「3．足背動脈拍動の確認」は大切である．下肢外旋位では，腓骨小頭で腓骨神経が圧迫されやすく，麻痺が生じるために望ましくない．また，内側側副靱帯は膝関節外旋位で緊張するため「2．ベッド上の下肢外旋位保持」が誤りである．

膝関節の動きと靱帯の状態をまとめると次の表のようになる．

膝関節の動きと靱帯の状態（＋；緊張，−；弛緩）

	内側側副靱帯	外側側副靱帯	前十字靱帯	後十字靱帯
屈曲	−	−	屈曲角度により異なる	
伸展	＋	＋	＋	−
内旋	−または＋	−または＋	＋	＋
外旋	＋	＋	−	−

問 5 (10 － 99)

18歳の男子．1か月前，柔道の試合中，大外刈りに対し体を反転し逃れた際，膝関節部を負傷した．本人は単なる捻挫と思い湿布をして様子をみていたが，膝関節不安定感を訴え来所した．A，Bの検査は陰性で，C，Dの検査は陽性であった．考えられるのはどれか．

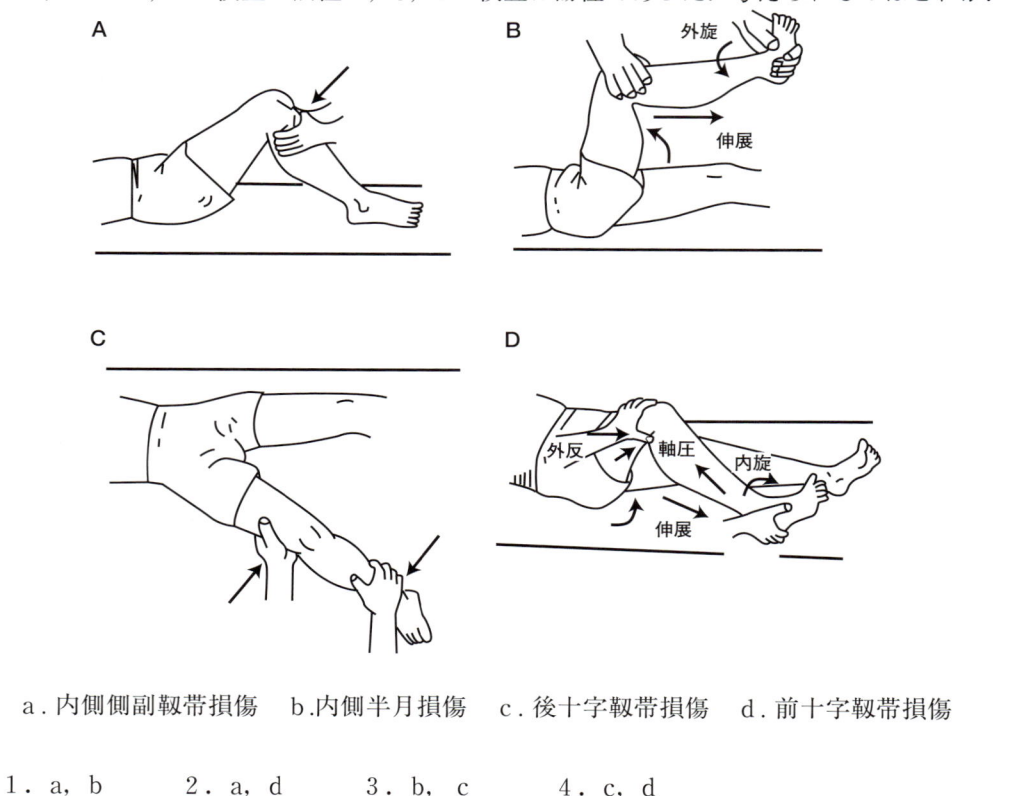

A

B 外旋 伸展

C

D 外反 軸圧 内旋 伸展

a．内側側副靱帯損傷　b．内側半月損傷　c．後十字靱帯損傷　d．前十字靱帯損傷

1．a，b　　2．a，d　　3．b，c　　4．c，d

①年齢　②性別　③受傷機転　④主訴・症状　⑤検査所見　⑥治療　⑦固定法　⑧合併症　⑨後遺症　⑩診断名

抽出

①：18歳
②：男子
③：大外刈りに対し体を反転し逃れた際，膝関節部を負傷
④：膝関節不安定感
⑤－1：A，Bの検査は陰性
⑤－2：C，Dの検査は陽性
⑩：考えられるのは

分析

　A．後方引き出しテスト：膝関節を90度屈曲位とし，脛骨近位部を後方へ押す．後十字靱帯の損傷の有無を調べるテストで，後方に異常可動性があれば陽性．

　B．マックマレーテスト：半月板損傷の有無を調べるテスト．膝関節を最大屈曲位とし内外関節裂隙に手指を当て，下腿に回旋ストレスを加えながら膝関節を伸展させる．回旋ストレスの方向は，外側半月板損傷の場合は内旋ストレスを加えて膝関節伸展の際に，内側半月板損傷の場合は外旋ストレスを加えて膝関節伸展の際に疼痛が誘発される．図は，下腿に外旋ストレスを加えているので，内側半月板損傷の有無を調べていることになる．

　C．外転ストレステスト：膝関節の外転を強制する．膝軽度屈曲位で健側と比べ，動揺性がみられれば内側側副靱帯の損傷が，伸展位でも陽性であれば前十字靱帯損傷の合併が考えられる．

　D．pivot-shift テスト：前十字靱帯損傷の有無を調べるテスト．膝関節を屈曲位から伸展させる際に膝外転・下腿内旋のストレスを加える．約20度屈曲位で脛骨外側関節面が突然ガクッと前方へ亜脱臼を起こし，患者が不安定感や疼痛を訴えれば陽性．

Final Answer

　本問をフローチャートにすると以下の通りで，a．内側側副靱帯損傷，d．前十字靱帯損傷が考えられることから，正解は「2」となる．

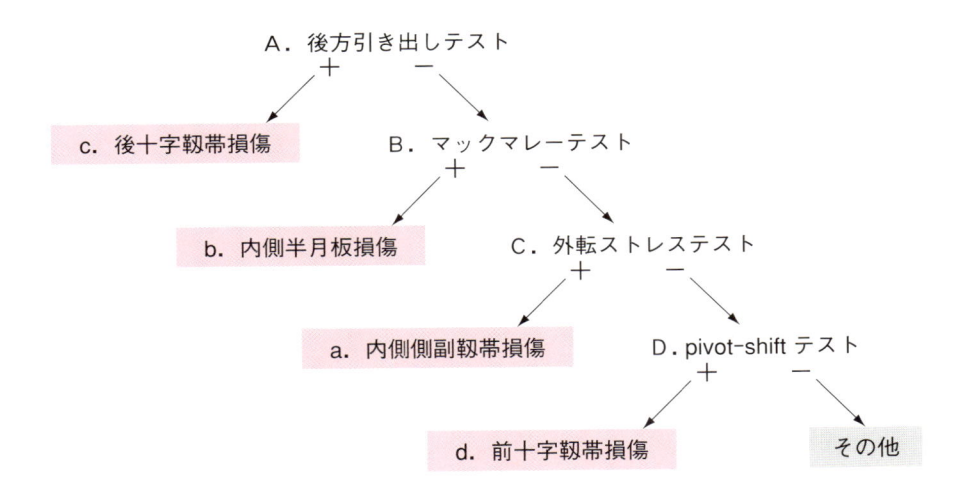

```
              A．後方引き出しテスト
              ＋              －
              ↓               ↓
        c．後十字靱帯損傷   B．マックマレーテスト
                            ＋          －
                            ↓           ↓
                      b．内側半月板損傷  C．外転ストレステスト
                                        ＋          －
                                        ↓           ↓
                                  a．内側側副靱帯損傷  D．pivot-shift テスト
                                                     ＋         －
                                                     ↓          ↓
                                               d．前十字靱帯損傷  その他
```

参照

表31　膝関節の軟部組織損傷　（☞p.144）

問6（8-98）

　18歳の男子．バスケットボールの練習中に相手の足と交錯して転倒し，右膝に受傷して起立歩行困難となり，右膝前内側部の圧痛と運動痛を訴えて直ちに来院した．膝関節の伸展運動に制限があるため，軽度屈曲位で内・外転運動を試みると，外転運動で側方動揺による不安定性と同時に関節内側裂隙部に激痛が出現した．さらに膝関節直角位では脛骨の前方への動揺性が認められた．最も考えられる損傷部位はどれか．なお，図は膝関節の横断模式図である．

1．a, b, c
2．a, b, d
3．c, e, f
4．d, e, f

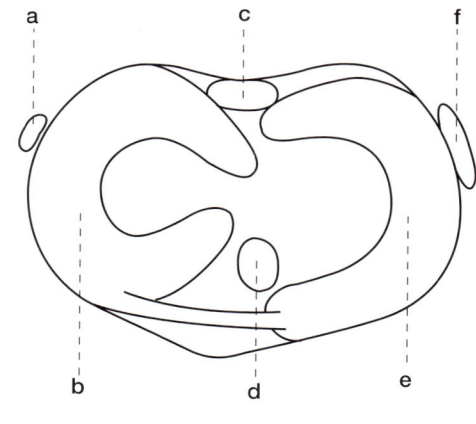

①年齢　②性別　③受傷機転　④主訴・症状　⑤検査所見　⑥治療　⑦固定法　⑧合併症　⑨後遺症　⑩診断名

抽出

①：18歳

②：男子

③：転倒し，右膝に受傷

④：起立歩行困難

⑤-1：右膝前内側部の圧痛と運動痛

⑤-2：膝関節の伸展運動に制限

⑤-3：（軽度屈曲位で）外転運動で側方動揺による不安定性と同時に関節内側裂隙部に激痛

⑤-4：膝関節直角位では脛骨の前方への動揺性

⑤-5：**最も考えられる損傷部位**

分析

a＝外側側副靱帯　b＝外側半月板　c＝後十字靱帯　d＝前十字靱帯　e＝内側半月板　f＝内側側副靱帯

⑤-1：内側側副靱帯損傷と内側半月板損傷が考えられる．

⑤-2：半月板損傷が考えられる．

⑤-3：内側側副靱帯損傷と内側半月板損傷が考えられる．

⑤-4：前方引き出しテスト．前十字靱帯損傷が考えられる．

Final Answer

選択肢は複合損傷であることを示しており，正解は「4」の前十字靱帯，内側半月板，内側側副靱帯の損傷となる．

補足

半月板の断面は三角形状で，外縁は厚く関節包に付着し，内縁は薄く遊走している．上からみると内側半月板はC字状，外側半月板はO字状に近い形である．内側側副靱帯は，内側半月板と結合しているが，外側側副靱帯は半月板との結合はない．側副靱帯は，膝関節伸展時に緊張，屈曲時に弛緩する．

内側半月板は，内側側副靱帯深層の付着やその形態などにより可動性が少ないため損傷を受けやすい．

参照

表31　膝関節の軟部組織損傷　（☞p.144）
表32　膝関節の動きと靱帯の状態　（☞p.144）

問7（13－106）

17歳の女子．膝に痛みを訴え来所した．以下は柔道整復師と患者との会話である．
　柔道整復師　『どうされましたか．』
　患　　者　『5時間ほど前，バレーボールの練習でスパイクをして着地したときに急に右膝がガクッとなり，痛くて腫れてきたのです．』
　柔道整復師　『痛くなったのは今回がはじめてですか．』
　患　　者　『はい．』
　最も**考えにくい**損傷はどれか．

1．半月板損傷　2．前十字靱帯損傷　3．離断性骨軟骨炎　4．内側側副靱帯損傷

①年齢　②性別　③受傷機転　④主訴・症状　⑤検査所見　⑥治療　⑦固定法　⑧合併症　⑨後遺症　⑩診断名

抽出

①：17歳
②：女子
④－1：膝に痛み
③：着地したときに急に右膝がガクッとなった
④－2：痛くて腫れてきた
⑤：柔道整復師　『痛くなったのは今回がはじめてですか．』
　　患　　者　『はい．』
⑩：**最も考えにくい損傷**

分析

今回が初回発生（⑤）であることから，急性外傷であると考える．

「2．前十字靱帯損傷」の受傷機転はタックルなどされて発生する接触型，ジャンプの着地などによって発生する非接触型があり，本問の症例では，後者の機転により発生する可能性がある．

「1．半月板損傷」，「4．内側側副靱帯損傷」は，ジャンプの着地の際に下腿の内・外旋，内・外反が強制されて受傷することがある．臨床的には，「4．内側側副靱帯損傷」（単独損傷）の場合は，「1．半月板損傷」「2．前十字靱帯損傷」より膝の腫脹は軽度である．

Final Answer

膝の離断性骨軟骨炎は関節面の一部が軟骨下骨の部で分離し，進行すると脱落して遊離体を形成する疾患で，10歳〜13歳頃に好発し，男子に多い．明確な原因は不明で，外傷説，血行障害説，骨化異常説，遺伝説などがある．大腿骨内側顆の離断性骨軟骨炎の受傷機転として有力なのは外傷説で，膝伸展時に脛骨内側顆間隆起が大腿骨内側顆に繰り返し剪断力を加えるために発生するとされている．疼痛は比較的軽度であるが，運動時に痛みが増強することが多い．年齢（①），性別（②），今回が初発（⑤）であることから，「3．離断性骨軟骨炎」は最も考えにくく，これが正解となる．

参照

表31 膝関節の軟部組織損傷 （☞p.144）

第9章 下腿・足

問1（9－100）

25歳の男性．サンダル履きでつまずき左足の第1指を過度に背屈して損傷した．第1指MP関節は過伸展位，IP関節は屈曲位でZ字型の変形を呈している．第1中足骨頭部が足底面で触知できる．この損傷の治療で正しいのはどれか．

a．MP関節を捻転して整復する．
b．軟部組織の嵌入で徒手整復困難となる．
c．下腿下部から第1指まで副子固定する．
d．後療法は第1指の伸展運動から始める．

1．a，b　　　2．a，d　　　3．b，c　　　4．c，d

①年齢　②性別　③受傷機転　④主訴・症状　⑤検査所見　⑥治療　⑦固定法　⑧合併症　⑨後遺症　⑩診断名

抽出

①：25歳
②：男性
③：左足の第1指を過度に背屈
⑤－1：第1指MP関節は過伸展位，IP関節は屈曲位でZ字型の変形
⑤－2：第1中足骨頭部が足底面で触知
⑥：この損傷の治療で正しいのは

分析

受傷機転（③）と所見（⑤－1，⑤－2）から，母趾中足指節関節の背側脱臼と考える．

Final Answer

母趾中足指節関節の背側脱臼では，種子骨や「b．軟部組織の嵌入で徒手整復困難となる．」ものがある．徒手整復は，母趾に包帯を巻いて牽引し，さらに背屈を強くした後，直圧を加えて屈曲して行う．したがって，「a．MP関節を捻転して整復する．」のは誤りである．固定は「c．下腿下部から第1指まで副子固定」し，固定期間は3～4週間とする．後療法は自動運動から始め，ついで可動域訓練や抵抗運動を行わせる．伸展運動は，受傷機転を再現することになり再脱臼の可能性もあるので，とくに初期においては「d．後療法は第1指の伸展運動から始める．」ことはない．したがって，正解は「3．b，c」である．

問2（7 − 99）

45歳の女性．バレーボールでジャンプ着地の際に足関節後方に衝撃を感じた．下腿後面中央に陥凹を触れない．足関節と足部との腫脹，変形はない．足関節の屈曲は可能だが，つま先立ちは不可能である．最も考えられる外傷はどれか．

1．踵骨骨折　2．前距腓靱帯損傷　3．腓腹筋肉ばなれ　4．アキレス腱断裂

①年齢　②性別　③受傷機転　④主訴・症状　⑤検査所見　⑥治療　⑦固定法　⑧合併症　⑨後遺症　⑩診断名

抽出

①：45歳
②：女性
③：ジャンプ着地の際に足関節後方に衝撃
⑤−1：下腿後面中央に陥凹を触れない
⑤−2：足関節と足部との腫脹，変形はない
⑤−3：足関節の屈曲は可能だが，つま先立ちは不可能
⑩：最も考えられる外傷

分析

③−1：「3．腓腹筋肉ばなれ」は，ジャンプ着地の際よりもジャンプする際やスタートダッシュや全力疾走の際に起こりやすい．
③−2：受傷部位は足関節後方と想定できる．「2．前距腓靱帯損傷」「3．腓腹筋肉ばなれ」は受傷部位が異なるので否定的である．
⑤−2：骨折であれば腫脹，変形，靱帯断裂では腫脹がみられる．したがって，「1．踵骨骨折」「2．前距腓靱帯損傷」が否定される．
⑤−3：「4．アキレス腱断裂」によくみられる症状である．

Final Answer

肉ばなれは特に急性期には運動痛（筋収縮時の疼痛）が著明で，そのため運動が制限されることから，厳密には⑤−3から「3．腓腹筋肉ばなれ」を否定できない．しかし，受傷機転と受傷部位そして"衝撃"という表現は「4．アキレス腱断裂」に最も用いられることから判断して，「4．アキレス腱断裂」が正解となる．

問3（10 − 100）

> 40歳の女性．運動会のリレーで走っているとき，右踵の上方を後ろから蹴られたような感じを受け，走れなくなり来所した．右下腿部遠位後面に陥凹と圧痛とを認める．この損傷で正しいのはどれか．
>
> 1．爪先立ちは不能である．　　　2．足関節屈曲は不能である．
> 3．トンプソンテストは陰性である．　　　4．足関節伸展位で固定する．

①年齢　②性別　③受傷機転　④主訴・症状　⑤検査所見　⑥治療　⑦固定法　⑧合併症　⑨後遺症　⑩診断名

抽出

①：40歳
②：女性
③：走っているとき，右踵の上方を後ろから蹴られたような感じ
④：走れなくなった
⑤−1：右下腿部遠位後面に陥凹と圧痛
⑤−2：この損傷で正しいのは

分析

年齢（①），受傷機転（③），症状（④）および所見（⑤−1）からアキレス腱断裂と考える．鋭利なものが緊張した腱部に当たって起こる直達外力によるものもあるが，多くは介達外力による．受傷時にアキレス腱部を後ろから蹴られた（③）とか，何かが当たったと訴えることが多く，断裂音が聴取されることもある．正常なアキレス腱でも断裂するが，多くはアキレス腱の変性が基盤にあり，30〜40歳代に多く発生する（①）．断裂部は陥凹と圧痛が認められる（⑤−1）．疼痛は比較的少なく，歩行可能であるが，不安定感があり，走ることはできない（④）．

Final Answer

アキレス腱断裂では，足関節の自動屈曲（底屈）は，趾屈筋群の働きで可能であるが，「1．爪先立ちは不能である．」そのため，腹臥位で膝を90度屈曲させての尖足位の有無（健側はやや尖足になるが患側ではほぼ中間位となる）や下腿三頭筋の把持テスト（トンプソンテスト）で判断する．トンプソンテストは，検者が下腿三頭筋を把持して，反射的に足関節が底屈すれば正常で，これがみられなければ陽性とする．また，固定肢位は，足関節自然下垂位，膝関節軽度屈曲位とし，固定範囲は大腿中央より中足部までとする．したがって，「1．爪先立ちは不能である．」が正解となる．

補足

アキレス腱断裂の断裂部位は，踵骨付着部より2〜4cm中枢のアキレス腱狭小部が最も多く，ついで筋腱移行部が多い．腱部ではほとんど完全断裂となるが，筋腱移行部では部分断裂となることが多い．

第9章 下腿・足

問4（12 - 99）

39歳の女性．ママさんバレーの試合でスパイクを打とうとしてジャンプしたところ，左足関節後方を棒で強く叩かれた感じがして競技続行不能となった．歩行が可能であり疼痛も少なかったので，自分で湿布を続けていた．2か月後，平地の歩行状態が改善されないと訴えて来所した．来所時，可能性の最も高い所見はどれか．

1. 足関節の他動的背屈の増大がみられる．
2. 歩行開始時，下腿三頭筋筋腹に疼痛が出現する．
3. 階段は前足部に荷重し踵を浮かせて上がる．
4. 損傷部に隆起した硬結を触知する．

①年齢　②性別　③受傷機転　④主訴・症状　⑤検査所見　⑥治療　⑦固定法　⑧合併症　⑨後遺症　⑩診断名

抽出

① : 39歳
② : 女性
③ : ジャンプした
④ - 1 : 左足関節後方を棒で強く叩かれた感じ
④ - 2 : 競技続行不能
④ - 3 : 歩行が可能であり疼痛も少なかった
⑥ : 自分で湿布を続けていた
⑨ : 2か月後，平地の歩行状態が改善されない
⑤ : **可能性の最も高い所見**

分析

① : 年齢的にアキレス腱断裂では10歳代および20歳代にはほとんど発生せず，30代に入って急激に増加する．
② : 以前は男性に多く発生していたが，最近ではバレーボールなど家庭女性のスポーツ参加によって増加傾向である．
③ : アキレス腱断裂では，ジャンプや踏み込み時などの受傷機転が多い．
④ - 1 : 「足関節後方を棒で強く叩かれた感じ」は，アキレス腱断裂の訴えとして多い．
④ - 2，④ - 3 : アキレス腱断裂ではスポーツ競技は不能であるが歩行は可能である．またアキレス腱断裂の患者は足関節の底屈はアキレス腱以外の屈筋によって可能である．

Final Answer

年齢（①），受傷機転（③），患者の訴え（④ - 1〜④ - 3）からアキレス腱断裂と考える．

「2．歩行開始時，下腿三頭筋筋腹に疼痛が出現する．」，「3．階段は前足部に荷重し踵を浮かせて上がれる．」，「4．損傷部に隆起した硬結を触知する．」は，下腿三頭筋筋損傷でみられる所見である．

アキレス腱断裂の放置症例の予後は，受傷2週間を経過すると下腿三頭筋が収縮し，足関節底屈位をとっても断裂部の端々が接触しなくなる．本問の症例では受傷2か月が経過しているため，当然下腿三頭筋の収縮により断端が離れ，「1．足関節の他動的背屈の増大がみられる．」と考えられ，これが正解となる．

補足

アキレス腱断裂の理学検査として，トンプソンテスト（Thompson Simmonds squeez test）がある．これは，アキレス腱断裂の患者を腹臥位にし膝関節を90度屈曲にし，下腿三頭筋を検者がつかむと健側では足関節が底屈するが，患側ではこれがみられないというものである．また同肢位にて両側の膝関節を90度屈曲位にして足部を比較すると健側の足部はやや底屈位をとるが，患側では下腿三頭筋の緊張消失のため足関節は中間位をとる．

問5（9－98）

20歳の男性．テニスの試合中，足を踏ん張ったとき右足部の内がえしを強制され，右足関節部の疼痛を主訴として来所した．患肢の荷重歩行可能，右足関節外果の前方に限局した腫脹，圧痛を認める．足関節内がえし運動で疼痛増強，内がえし強制で距骨と外果との間がわずかに離開し，距骨の前方動揺性が認められた．最も考えられるのはどれか．

1．第5中足骨基底部骨折　　2．前距腓靱帯断裂　　3．腓骨筋腱脱臼
4．踵腓靱帯付着部剥離骨折

①年齢　②性別　③受傷機転　④主訴・症状　⑤検査所見　⑥治療　⑦固定法　⑧合併症　⑨後遺症　⑩診断名

抽出

①：20歳
②：男性
③：右足部の内がえしを強制
④：右足関節部の疼痛
⑤－1：患肢の荷重歩行可能
⑤－2：右足関節外果の前方に限局した腫脹，圧痛
⑤－3：足関節内がえし運動で疼痛増強
⑤－4：内がえし強制で距骨と外果との間がわずかに離開
⑤－5：距骨の前方動揺性
⑩：最も考えられるのは

分析

⑤-2：「1．第5中足骨基底部骨折」ではやはり同部に限局した腫脹，圧痛がみられ，当てはまらない．「3．腓骨筋腱脱臼」は，外傷性のものは外果部に腫脹がみられるが，圧痛部位は外果前方ではなく，後下方であるため否定される．踵腓靱帯は，外果先端から長・短腓骨筋腱鞘の下を潜り，踵骨結節外側に付着する．したがって「4．踵腓靱帯付着部剥離骨折」においても圧痛部位は外果後下方であり否定される．

Final Answer

　前距腓靱帯は外果前縁と距骨頚部基部外側をほぼ水平に結ぶ靱帯で，足関節屈曲（底屈）時に緊張し，距骨が前方に移動するのを制御している．したがって，この靱帯の損傷では外果直前部に圧痛（⑤-2）がみられ距骨の前方動揺性（⑤-5）や内がえし強制による距骨と外果の離開（⑤-4）がみられ，正解は「2．前距腓靱帯断裂」となる．

補足

　足関節の外側には，前距腓靱帯，踵腓靱帯，後距腓靱帯があり，内がえし強制により断裂し，この順で断裂しやすい．これら3つの靱帯をあわせて足関節外側靱帯という．
　外傷性の腓骨筋腱脱臼は，スキーで起こることが多く，腓骨筋腱が緊張した状態で，足関節の背屈（伸展）あるいは足部の内反が強制されて上腓骨筋支帯が損傷し，腓骨筋腱が前外方に脱臼して起こる．

問6（12-100）

　20歳の男性．バスケットボールの試合中シュートし着地の際，右足関節を外返しに捻転負傷した．足関節内果部および前方外側に圧痛がある．患部に外返しのストレスをかけると疼痛増強を認めるが動揺性はない．患部に変形および軋轢音なく荷重歩行は可能である．考えられるのはどれか．2つ選べ．

　1．前距腓靱帯損傷　2．内果骨折　3．三角靱帯損傷　4．前脛腓靱帯損傷

①年齢　②性別　③受傷機転　④主訴・症状　⑤検査所見　⑥治療　⑦固定法　⑧合併症　⑨後遺症　⑩診断名

抽出

①：20歳
②：男性
③：着地の際，右足関節を外返しに捻転
⑤-1：足関節内果部および前方外側に圧痛
⑤-2：患部に外返しのストレスをかけると疼痛増強を認めるが動揺性はない
⑤-3：患部に変形および軋轢音なく荷重歩行は可能
⑩：考えられるのはどれか．2つ選べ．

分析

③:外返し損傷であるので「1.前距腓靱帯損傷」は否定される．
⑤-3:患部の変形と軋轢音がなく，荷重歩行可能なことから「2.内果骨折」は否定される．

Final Answer

足関節内果部の圧痛部位（⑤-1）より「3.三角靱帯損傷」が，足関節前方外側の圧痛部位より「4.前脛腓靱帯損傷」が考えられ，これら2つが正解となる．

補足1

受傷機転は，足関節の外返し（第1中足骨骨頭部を下げ，第5中足骨骨頭を上げて足底を外に向ける運動）である．
したがって，
1番目に三角靱帯損傷が発生するか内果の裂離骨折が発生する．
2番目にそのまま足関節の外旋力が続くと遠位脛腓関節を開くように距骨が働くために，前脛腓靱帯損傷が発生するか前脛腓靱帯の脛骨付着部での裂離骨折（チロー〈Tillaux〉骨片）が発生する．よってこの問題の場合骨折が除外されているので「3.三角靱帯損傷」「4.前脛腓靱帯損傷」である．この問題はここまでで外力が止まっているが，もし足関節に外返しの外力が引き続き作用すると3番目に腓骨の骨折が発生する．

補足2

Lauge-Hansen分類から，正解を得ることができる．

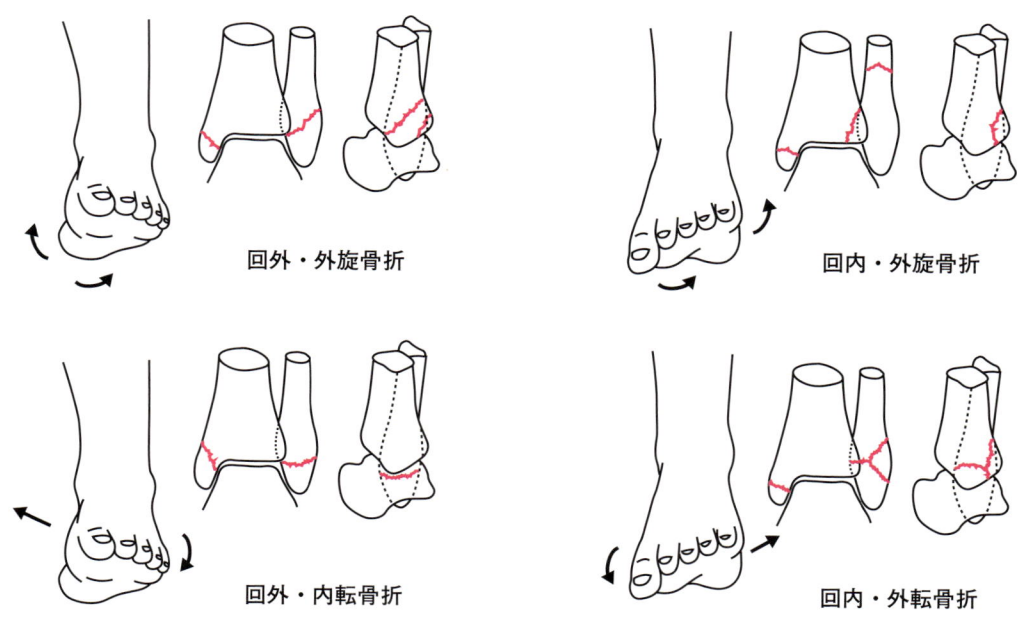

Lauge-Hansen分類

回外・外旋骨折　　回内・外旋骨折
回外・内転骨折　　回内・外転骨折

（山野慶樹．骨折と外傷．金原出版．p.394より改変）

この分類により骨折線を確認することで受傷肢位がわかる．
↓
受傷肢位がわかれば整復する際の方向がわかる．

Lauge-Hansenは4つの分類がある．
（1）supination（回外）– adduction（内転）型—Ⅰ〜Ⅱ
（2）supination（回外）– external rotation（外旋）（SER）型—Ⅰ〜Ⅳ
（3）pronation（回内）– abduction（外転）型—Ⅰ〜Ⅲ
（4）pronation（回内）– external rotation（外旋）（PER）型—Ⅰ〜Ⅳ

最初の言葉（supination〈回外〉，pronation〈回内〉）は，受傷時の足の肢位で，次の言葉（adduction〈内転〉，external rotation〈外旋〉，abduction〈外転〉）は距骨の動きである．
次に（1）〜（4）までの各々の分類の中に重症度のステージⅠ，Ⅱ，Ⅲ・・・と表現される．

（1）supination（回外）– adduction（内転）型
　　Ⅰ：腓骨の横骨折ないしは外側靱帯の断裂・裂離骨折
　　Ⅱ：内果骨折
（2）supination（回外）– external rotation（外旋）（SER）型
　　Ⅰ：前脛腓靱帯の断裂・裂離骨折
　　Ⅱ：腓骨螺旋骨折
　　Ⅲ：後果裂離骨折
　　Ⅳ：内果骨折あるいは三角靱帯断裂
（3）pronation（回内）– abduction（外転）型
　　Ⅰ：内果骨折あるいは三角靱帯断裂
　　Ⅱ：脛腓靱帯断裂・裂離骨折
　　Ⅲ：腓骨斜骨折
（4）pronation（回内）– external rotation（外旋）（PER）型
　　Ⅰ：内果骨折あるいは三角靱帯断裂
　　Ⅱ：前脛腓靱帯断裂・裂離骨折
　　Ⅲ：腓骨高位螺旋骨折
　　Ⅳ：後果裂離骨折

本問では，外返し損傷とあるので，Lauge-Hansenの分類ではpronation（回内）– abduction（外転）型のステージⅡか，pronation（回内）– external rotation（外旋）（PER）型のステージⅡが考えられる．したがって正解は「3．三角靱帯損傷」と「4．前脛腓靱帯損傷」となる．

問7（7 － 96）

20歳の男性．ラグビーの試合中に下腿を強打した．腓腹筋挫傷として冷湿布，包帯が施行された．その日の夜間に疼痛が増強し，足指の知覚鈍麻が出現した．下腿部は著明な腫脹と疼痛とを呈し，足背動脈の拍動は触知できない．熱感，発赤はほとんどなく，足指の伸展は制限されている．最も考えられるのはどれか．

1．骨　折　　　2．細菌感染　　　3．隔室内圧の上昇　　　4．挫滅症候群

| ①年齢　②性別　③受傷機転　④主訴・症状　⑤検査所見　⑥治療　⑦固定法　⑧合併症　⑨後遺症　⑩診断名 |

抽出

①：20歳
②：男性
③：下腿を強打
⑩：腓腹筋挫傷
⑥：冷湿布，包帯
④：その日の夜間に疼痛が増強
⑤－1：足指の知覚鈍麻
⑤－2：下腿部は著明な腫脹と疼痛
⑤－3：足背動脈の拍動は触知できない
⑤－4：熱感，発赤はほとんどなし
⑤－5：足指の伸展制限
⑧：最も考えられるのは（病態）

分析

⑩：非開放性損傷であるから，受傷部からの「2．細菌感染」は考えられない．
⑤－4：骨折であれば，熱感を伴った腫脹がみられるので「1．骨折」は否定される．
⑤－1：足指の知覚は脊髄レベルではL4〜S1である．
⑤－5：足指の伸展は，長・短母指伸筋（第1指）と長・短指伸筋（第2〜第5指）により，これらはともに深腓骨神経（L4〜S1）に支配される．
⑤－3：前脛骨動脈は末梢に下がり足背動脈となり，これらに深腓骨神経が伴走している．前脛骨動脈と深腓骨神経はともに下腿の前方コンパートメントを通過する．したがって，打撲による筋挫傷に伴う筋肉内出血，浮腫や包帯による圧迫などが原因となって生じた「3．隔室内圧の上昇」が有力候補となる．

Final Answer

「4．挫滅症候群」は，重量物などによる長時間の圧迫を受け，これが解除された後に生じるショック様の症状に始まる一連の病態であり，その一つとしてコンパートメント症候群（隔室内圧の上昇）があるが，本問とは受傷機転が異なる．したがって，「3．隔室内圧の上昇」が正解となる．

参照
図13　下肢のデルマトームと知覚神経支配　（☞p.139）
表26　足趾の運動と筋　（☞p.141）

問 8 (8 － 100)

> 30歳の女性．デパートの店員．1年前にスキーによる左下腿骨骨折で保存療法の既往歴がある．就眠時や起床時に異常はないが，最近就労中，時間の経過とともに左足底から足指底部にかけて放散する灼熱痛，圧痛および感覚異常などが出現し，長時間の立位や歩行によって疼痛が増強すると訴えて来院した．足指部に腫脹や浮腫はなく，足関節のROMは正常である．踵骨や足底アーチ部分に異常はないが，第3・4中足骨骨頭足底部付近に微小な腫瘤と圧痛が存在する．最も考えられる疾患はどれか．
>
> 　1．足根管症候群　　2．足底腱膜炎　　3．モートン病　　4．第2ケーラー病

①年齢　②性別　③受傷機転　④主訴・症状　⑤検査所見　⑥治療　⑦固定法　⑧合併症　⑨後遺症　⑩診断名

抽出

①：30歳
②：女性
既往：1年前にスキーによる左下腿骨骨折
④－1：就眠時や起床時に異常はない
④－2：時間の経過とともに左足底から足指底部にかけて放散する灼熱痛，圧痛および感覚異常などが出現
④－3：長時間の立位や歩行によって疼痛が増強
⑤－1：足指部に腫脹や浮腫はなし
⑤－2：足関節のROMは正常
⑤－3：踵骨や足底アーチ部分に異常はない
⑤－4：第3・4中足骨骨頭足底部付近に微小な腫瘤と圧痛
⑩：最も考えられる疾患

分析

「1．足根管症候群」は，足関節内果後下方の足根骨と屈筋支帯で囲まれたトンネル内で，脛骨神経が圧迫されて起こる絞扼性神経障害である．症状は，足底部から足趾にかけての放散痛と足根管部の痛みであり，同部でチネル徴候がみられ，足底部に知覚障害が存在する．知覚障害領域は内・外足底神経および踵骨枝の3領域に分かれ，腫瘤がみられることもある．④-2に当てはまる部分があるが，⑤-4が当てはまらない．

「2．足底腱膜炎」は，過度の起立歩行を必要とする職業の人などにみられ，踵骨隆起内側突起部の荷重負荷による炎症であり，この部の滑液包炎の場合もある．歩行時は踵骨全体に疼痛を訴えるが，圧痛は踵骨隆起内側突起部に限局する．④-3は当てはまるが，⑤-3により完全に否定される．

「4．第2ケーラー病」は，中足骨骨頭の骨端症（骨端核の無腐性骨壊死）で，第2中足骨に多く，ついで第3・4中足骨にも発生し，思春期（10～17歳頃）の女性に多い．中足骨骨頭部の疼痛，腫脹，圧痛がみられるが，発赤，熱感はない．進行した例では変形した骨頭を触れる．⑤-1が当てはまらず，また，本問の患者の年齢（①）も当てはまらない．骨頭の変形が残り，40歳代以降から変形性関節症となり疼痛が再発する例もある．

Final Answer

「3．モートン病」は，内側および外側足底神経より分岐した総底側趾神経が，中足骨骨頭間を結ぶ深横中足靱帯により絞扼されて生じる神経障害で，神経鞘の肥厚による腫瘤がみられる（⑤-4）．若い女性から中年女性に多く発症し，特に中年以降の女性に多い．第3・4趾間に好発するが，これはこの部の総底側趾神経は外側足底神経からも交通枝を受けるために太く，圧迫されやすいからである．趾間部から足趾にかけて感覚障害がみられ，患部の中足骨骨頭間やや遠位に圧痛があり，足趾に放散する疼痛が出現する（④-2，⑤-4）．

それぞれの疾患の特徴を把握した上で，最も考えられるのは「3．モートン病」となる．

参照

表34　足部の代表的な有痛性疾患　（☞p.146）

問9（13－107）

> 15歳の女子．長距離走の選手である．2か月前から第2中足骨に痛みがみられた．考えられるのはどれか．2つ選べ．
>
> 1．外脛骨障害　　2．フライバーグ（Freiberg）病　　3．モートン（Morton）病
> 4．疲労骨折

| ①年齢 | ②性別 | ③受傷機転 | ④主訴・症状 | ⑤検査所見 | ⑥治療 | ⑦固定法 | ⑧合併症 | ⑨後遺症 | ⑩診断名 |

抽出

①：15歳
②：女子
社会歴（スポーツ歴）：長距離走の選手
④：2か月前から第2中足骨に痛み
⑩：考えられるのはどれか．2つ選べ

分析

　外脛骨は，舟状骨内側の後脛骨筋腱内に存在し，足の過剰骨の中では最も頻度が高い．10～15歳頃に，スポーツ後に内果前下方部に疼痛を訴える．「1．外脛骨障害」は，本問の症例の疼痛部位（④）と合致しない．
　「2．フライバーグ（Freiberg）病」（第2ケーラー病）は，10～17歳頃の女性に多い，中足骨骨頭の無腐性骨壊死で，第2中足骨に多くみられる（第3・4中足骨にもみられる）．中足骨骨頭部の疼痛，腫脹，圧痛がみられ，進行した例では，変形した骨頭を触れる．
　「3．モートン（Morton）病」は，第3・4趾（あるいは第2・3趾）中足骨骨頭間で趾神経が圧迫されて生じる絞扼性神経障害である．中年以後の女性に多くみられ，本問の症例の年齢（①）からは考えにくい．
　「4．疲労骨折」は，発育期のスポーツ選手（①，社会歴）に多くみられ，第2・3中足骨幹部に生じやすい．この部の疼痛出現後，早期のX線像では骨折の所見が認められないことも多く，その後，骨折線や紡錘形の仮骨形成が認められる．

Final Answer

　上記より，正解は「2．フライバーグ(Freiberg)病」，「4．疲労骨折」となる．

参照

表34　足部の代表的な有痛性疾患（☞p.146）

問10（11 － 99）

> 52歳の男性．深夜泥酔して帰宅し，そのままソファーで寝てしまった．翌早朝トイレに起きたとき爪先が床に引っ掛かり転倒，幸いどこにも疼痛はないが右足部のしびれ感を主訴として来所した．右足関節背屈不能，右足指背屈不能，足部外返し不能だが足関節底屈は正常であった．右下腿外側から足背にしびれ感を伴う触覚鈍麻を認めるが足底部の触覚は正常であった．最も考えられるのはどれか．
>
> 1．浅腓骨神経麻痺　2．深腓骨神経麻痺　3．総腓骨神経麻痺　4．坐骨神経麻痺

①年齢　②性別　③受傷機転　④主訴・症状　⑤検査所見　⑥治療　⑦固定法　⑧合併症　⑨後遺症　⑩診断名

抽出

①：52歳

②：男性

③－1：深夜泥酔して帰宅し，そのままソファーで寝てしまった

③－2：翌早朝トイレに起きたとき爪先が床に引っ掛かり転倒

④－1：どこにも疼痛はない

④－2：右足部のしびれ感

⑤－1：右足関節背屈不能，右足指背屈不能，足部外返し不能だが足関節底屈は正常

⑤－2：右下腿外側から足背にしびれ感を伴う触覚鈍麻を認めるが足底部の触覚は正常

⑩：最も考えられるのは

分析

知覚検査：右下腿外側から足背にしびれ感・触覚鈍麻（総腓骨神経障害），足底部の触覚は正常

運動神経：右足関節背屈・右足指背屈不能（深腓骨神経障害），足部外返し不能（浅腓骨神経障害），足関節底屈は正常

Final Answer

上記の知覚検査，運動神経の障害より「3．総腓骨神経麻痺」が正解となる．

補足

総腓骨神経麻痺で最も多い受傷機転は臥床時によるものである．今回の症例でも深夜泥酔して帰宅し，そのままソファーで寝てしまったとある．この発生メカニズムは，寝た際に腓骨頭周囲で神経が圧迫されたか，膝関節過伸展が強制され膝の反張によるものと考えられる．その他の原因として腓骨頭周囲でのギプスによる圧迫がある．

参照

図13　下肢のデルマトームと知覚神経支配　（☞p.139）

表25　足関節・足部の運動と筋　（☞p.141）

表26　足趾の運動と筋　（☞p.141）

表34　足部の代表的な有痛性疾患　（☞p.146）

第9章　下腿・足

問11（11 − 100）

35歳の男性．足底部から足指にかけてのしびれを訴えて来所した．内果後方からのチネル徴候が陽性であった．障害された神経で最も考えられるのはどれか．

　1．脛骨神経　　　2．腓腹神経　　　3．浅腓骨神経　　　4．深腓骨神経

①年齢　②性別　③受傷機転　④主訴・症状　⑤検査所見　⑥治療　⑦固定法　⑧合併症　⑨後遺症　⑩診断名

抽出
①：35歳
②：男性
④：足底部から足指にかけてのしびれ
⑤：内果後方からのチネル徴候が陽性
⑩：障害された神経

分析
　足底部から足指にかけてのしびれ（④），内果後方のチネル徴候陽性（⑤）から足根管症候群と考える．

Final Answer
　足根管症候群は，足関節内果下方の足根骨と屈筋支帯に囲まれたトンネル内で，脛骨神経が圧迫されて起こる絞扼性神経障害である．したがって，正解は「1．脛骨神経」となる．

補足1
　足根管は内果後方部分で脛骨，踵骨，屈筋支帯部分に囲まれたスペースで後脛骨筋腱，長母趾屈筋腱，脛骨動脈，脛骨神経が走行する部分である．
　脛骨神経は足根管内で内側足底神経・外側足底神経・内側踵骨枝に分枝するため3つの神経全体に障害が出現することもあるが，それぞれの分枝のみや2本の分枝のみが障害される場合もある．

補足2
－チネル徴候とチネル様徴候－
〈チネル徴候〉
　知覚神経の再生時は軸索の成長より髄鞘の成熟が遅れるため，再生軸索の先端に機械的刺激に鋭敏な無髄部が存在する．この部を叩打すると，その神経の支配領域にビリビリする感じや蟻走感が出現する．チネル徴候陽性の部位は，神経再生に伴い，徐々に遠位へと移動するため，経時的なチネル徴候の確認により再生の状態が判断できる．
〈チネル様徴候〉
　神経損傷部を叩打すると支配域に向けて放散する疼痛を生じる現象．神経の切断損傷で近位端に生じる神経腫に由来するチネル徴候に似ているためにチネル様徴候と呼ばれる．

参照
表34　足部の代表的な有痛性疾患　（☞p.146）

☕ *Coffee break*

【下肢の冠名骨折など】

デュヴェルネ骨折（Duverney fr.）	腸骨翼単独骨折．受傷機転は側方からの直達外力による骨折である．
マルゲーニュ骨折（Malgaigne fr.）	垂直重複骨折．前方骨盤輪（恥骨，坐骨）と後方骨盤輪（腸骨垂直型）の合併した骨折
スゴン骨折（Segond fr.）	外側関節包靱帯の牽引力により脛骨外側顆縁関節面直下に小さい裂離骨折が生じる骨折
スティーダ（Stieda fr.）骨折	大腿骨内側上顆内側側副靱帯付着部にみる異所性骨化．ときに同靱帯付着部の裂離骨折
ポット骨折（Pott fr.）またはデュピュイトラン骨折（Dupuytren fr.）	足関節果部外転型骨折
コットン骨折（Cotton fr.）	内・外果の骨折に脛骨後縁（後果）または前縁の骨折．三果部骨折
チロー骨折（Tillaux fr.）	足関節外転骨折時に生じる脛骨外縁の骨折
シェパード骨折（Shepherd fr.）	距骨後方突起骨折
フランスヒール骨折（France heel fr.）	足背靱帯の牽引による舟状骨の裂離骨折
行軍骨折（march fr.）	中足骨骨幹部の疲労骨折．マーチ骨折
ジョーンズ骨折（Jones fr.）	第5中足骨近位骨幹部の骨折．遷延癒合，偽関節に陥りやすい．

付録(1)
上肢の重要事項

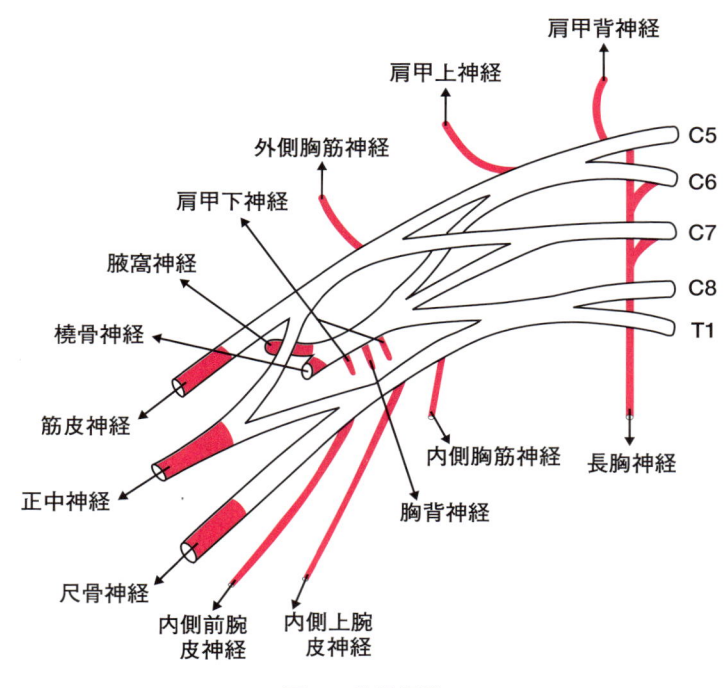

図1　腕神経叢

（伊藤隆．解剖学講義．南山堂．p.125より改変）

付録(1) 上肢の重要事項

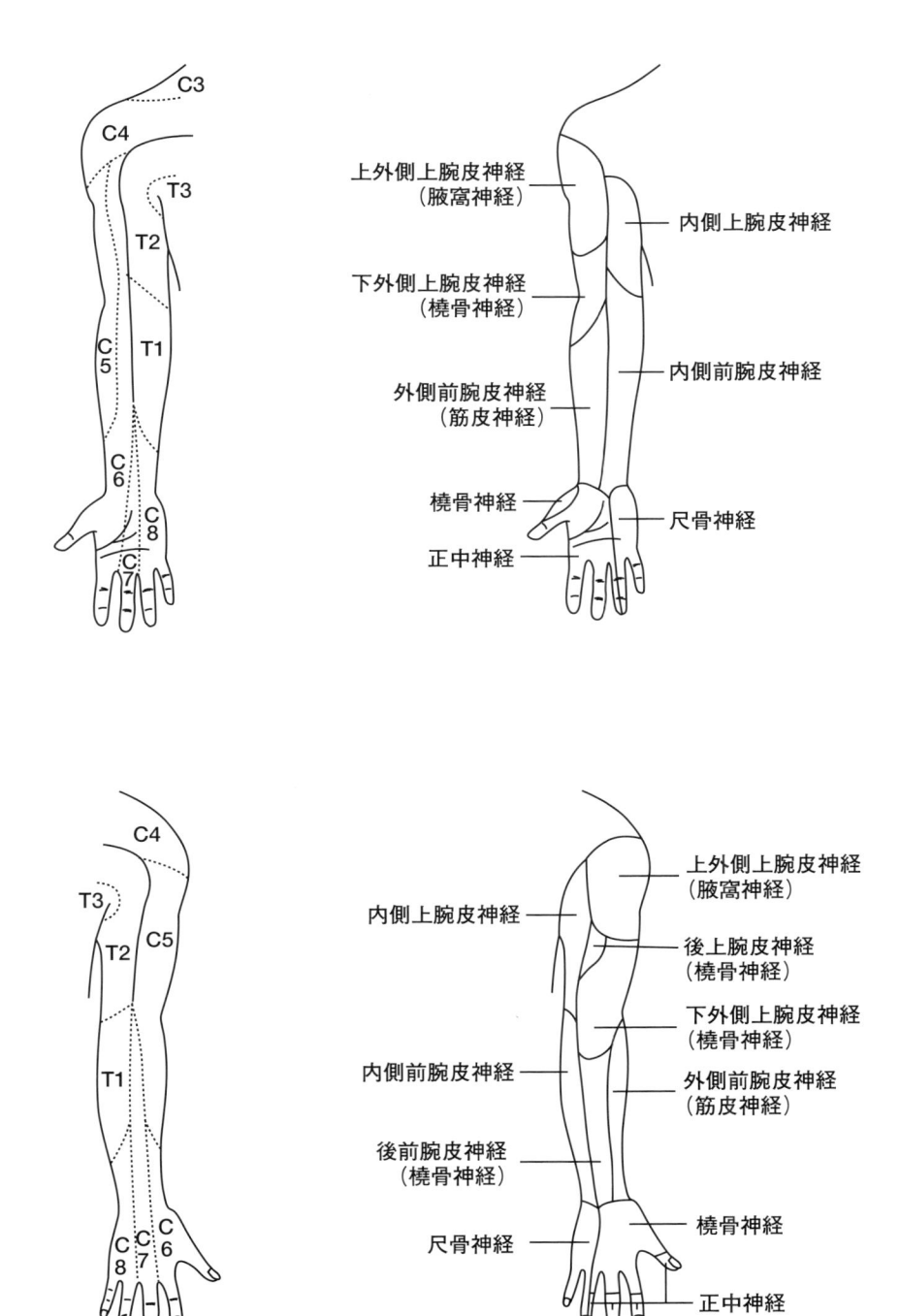

図2 上肢のデルマトームと知覚神経支配
(伊藤隆. 解剖学講義. 南山堂. p135, 137より改変)

表1　肩関節の運動と筋

運動の種類	主要筋	支配神経
屈曲（前方挙上）	三角筋前部線維	腋窩神経　C5～C6
	大胸筋鎖骨部	内・外側胸筋神経　C5～T1
伸展（後方挙上）	三角筋後部線維	腋窩神経　C5～C6
	大円筋	肩甲下神経　C5～C7
	広背筋	胸背神経　C6～C8
外転（側方挙上）	三角筋中部線維	腋窩神経　C5～C6
	棘上筋	肩甲上神経　C4～C6
内転	大胸筋胸腹部線維	内・外側胸筋神経　C5～T1
	大円筋	肩甲下神経　C5～C7
	広背筋	胸背神経　C6～C8
外旋	棘下筋	肩甲上神経　C4～C6
	小円筋	腋窩神経　C5～C6
内旋	肩甲下筋	肩甲下神経　C5～C7
	大円筋	肩甲下神経　C5～C7
水平屈曲（水平内転）	三角筋前部線維	腋窩神経　C5～C6
	大胸筋	内・外側胸筋神経　C5～T1
	烏口腕筋	筋皮神経　C6～C7
	肩甲下筋	肩甲下神経　C5～C7
水平伸展（水平外転）	三角筋中部・後部線維	腋窩神経　C5～C6
	棘下筋	肩甲上神経　C4～C6
	小円筋	腋窩神経　C5～C6

表2　肘関節の運動と筋

運動の種類	主要筋	支配神経
屈曲	上腕二頭筋	筋皮神経　C5～C6
	上腕筋	筋皮神経　C5～C6　橈骨神経が関与することもある
	腕橈骨筋	橈骨神経　C5～C6
伸展	上腕三頭筋	橈骨神経　C6～T1
	肘筋	橈骨神経　C7～C8

表3　前腕の運動と筋

運動の種類	主要筋	支配神経
前腕回内	円回内筋	正中神経　C6～C7
	方形回内筋	正中神経　C7～T1
前腕回外	回外筋	橈骨神経　C5～C7
	上腕二頭筋	筋皮神経　C5～C6

表4　手関節の運動と筋

運動の種類	主要筋	支配神経
掌屈（屈曲）	橈側手根屈筋	正中神経　C6〜8
	長掌筋	正中神経　C6〜T1
	尺側手根屈筋	尺骨神経　C7〜T1
背屈（伸展）	長橈側手根伸筋	橈骨神経　C5〜8
	短橈側手根伸筋	橈骨神経　C5〜8
	尺側手根伸筋	橈骨神経　C6〜8
橈屈	長橈側手根伸筋	橈骨神経　C5〜8
	短橈側手根伸筋	橈骨神経　C5〜8
尺屈	尺側手根屈筋	尺骨神経　C7〜T1
	尺側手根伸筋	橈骨神経　C6〜8

表5　指の運動と筋

運動の種類		主要筋	支配神経
母指橈側外転		長母指外転筋	橈骨神経（深枝）　C6〜C8
母指尺側内転		母指内転筋	尺骨神経（深枝）　C8〜T1
母指掌側外転		長母指外転筋	橈骨神経　C6〜C8
		短母指外転筋	正中神経　C6〜T1
母指掌側内転		長母指伸筋	橈骨神経　C6〜C8
母指屈曲	MP関節	短母指屈筋	正中神経（浅頭），尺骨神経（深頭）
	IP関節	長母指屈筋	正中神経　C6〜T1
母指伸展	MP関節	短母指伸筋	橈骨神経　C6〜C8
	IP関節	長母指伸筋	橈骨神経　C6〜C8
指屈曲	MP関節	骨間筋	尺骨神経　C8〜T1
		虫様筋（4筋）	橈側2筋：正中神経，尺側2筋：尺骨神経
	PIP関節	浅指屈筋	正中神経　C7〜T1
	DIP関節	深指屈筋	正中神経，尺骨神経（尺側の一部）
指伸展	MP関節	指伸筋	橈骨神経　C6〜C8
	PIP関節	骨間筋	尺骨神経　C8〜T1
	DIP関節	虫様筋（4筋）	橈側2筋：正中神経，尺側2筋：尺骨神経
第2・4指外転	MP関節	背側骨間筋（4筋）	尺骨神経　C8〜T1
第2・4・5指内転	MP関節	掌側骨間筋（3筋）	尺骨神経　C8〜T1
第5指外転	MP関節	小指外転筋	尺骨神経　C7〜T1

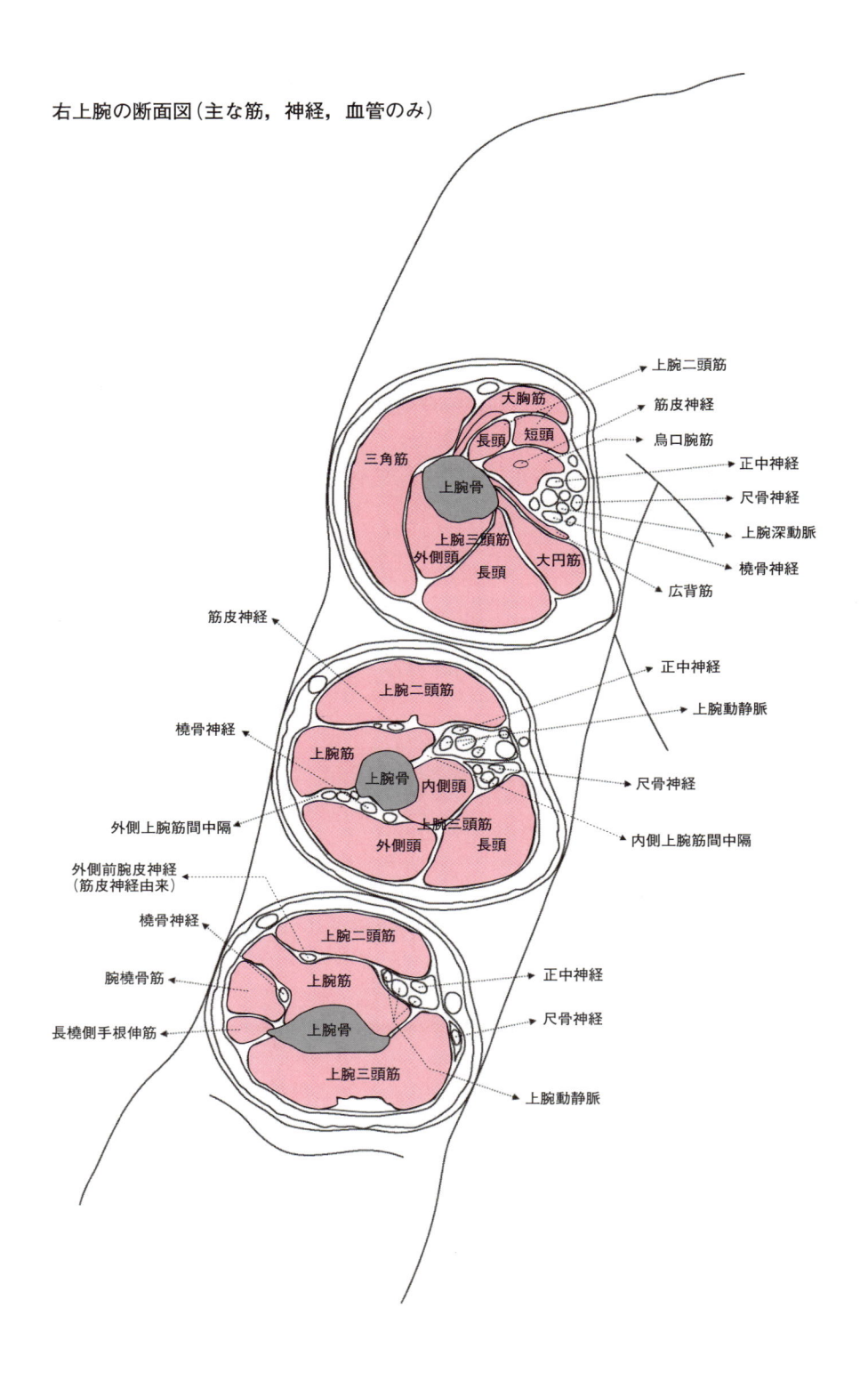

図3 上腕断面

(相磯貞和．ネッター解剖学図譜．丸善．図406より改変)

付録（1） 上肢の重要事項

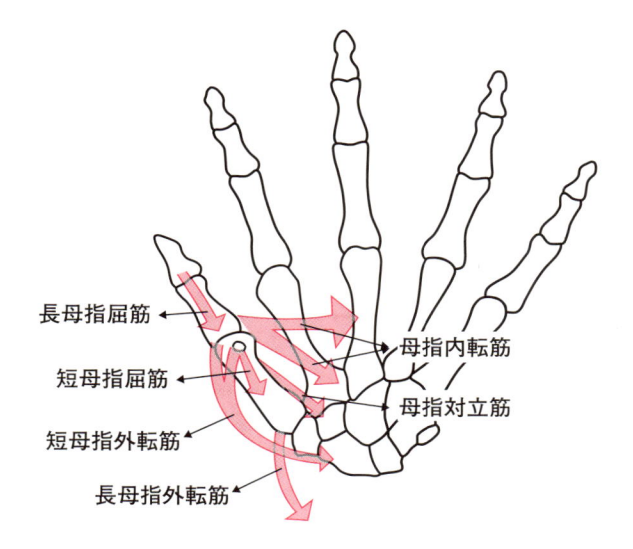

<母指の筋>
外来筋：長母指屈筋，長・短母指伸筋，長母指外転筋
母指球筋：短母指屈筋，短母指外転筋，母指対立筋，母指内転筋

図4　母指掌側の筋

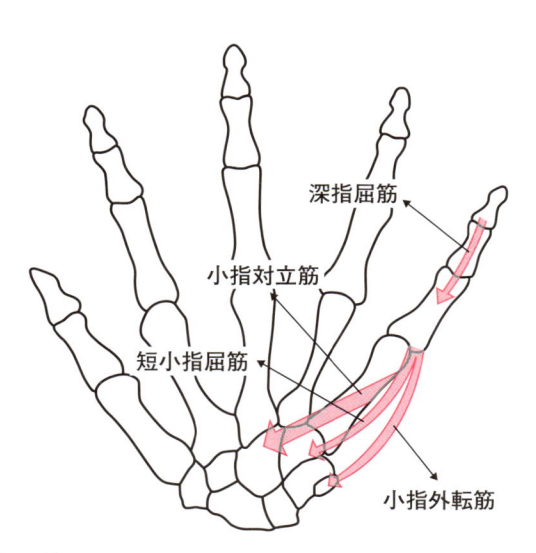

<小指の筋>
小指球筋：小指外転筋，短小指屈筋，小指対立筋，短掌筋

図5　小指掌側の筋

（図4，図5：中村隆一ほか．基礎運動学．第5版．医歯薬出版．p.212より改変）

表6　上肢の主な神経の支配筋と関連する外傷

神　経	支　配　筋	関連する疾患	特　徴
筋皮神経	烏口腕筋 上腕二頭筋 上腕筋	肩関節脱臼	
腋窩神経	三角筋 小円筋	鎖骨骨折 上腕骨外科頚骨折 肩関節脱臼	
正中神経	円回内筋 方形回内筋 橈側手根屈筋 長掌筋 浅指屈筋 深指屈筋 長母指屈筋 虫様筋（橈側の2筋） 短母指外転筋 短母指屈筋 母指対立筋	手根管症候群 上腕骨遠位端部骨折 コーレス骨折 肘関節脱臼 月状骨脱臼	猿手
尺骨神経	母指内転筋 尺側手根屈筋 深指屈筋（尺側の一部） 虫様筋（尺側の2筋） 掌側骨間筋 背側骨間筋 小指外転筋 短小指屈筋 小指対立筋 短掌筋	肘部管症候群 ギヨン管症候群 上腕骨遠位端部骨折 肘頭骨折 ガレアッツィ骨折	鷲手
橈骨神経	上腕三頭筋 肘筋 腕橈骨筋 回外筋 長・短橈側手根伸筋 尺側手根伸筋 指伸筋 示指伸筋 小指伸筋 長・短母指伸筋 長母指外転筋	上腕骨骨幹部骨折 上腕骨遠位端部骨折 モンテジア骨折 肘関節脱臼	下垂手 下垂指

付録（1） 上肢の重要事項

肘部のエックス線読影法

1. Baumann angle；バウマン角（変形の程度を評価する）
    上腕骨長軸に引いた垂線と外側骨端線の角度
    内反肘の計測 − 前後像
    上腕骨顆上骨折で骨片転位により角度減少
    正常 $(90°-α)=10〜20°$　許容　5°まで　減少すると内反肘
2. tilting angle；チルティング・アングル（上腕骨小頭傾斜角）
    （屈曲障害の程度を評価する）
    上腕骨長軸線と上腕骨小頭核を引いた角度
    前方凸変形の計測 − 肘関節屈曲制限の程度確認 − 側面像
    正常　40°前後　　許容　15°を超す減少であれば整復
3. carrying angle；キャリング・アングル（肘の外反補角）
    上腕骨長軸線と前腕骨長軸線の角度
    正常　男：169°（154°〜178°）　女：167°（158°〜178°）
    160°以下：外反肘　　180°以上：内反肘

1. Baumann angle（α）　　2. tilting angle（β）　　3. carrying angle（γ）

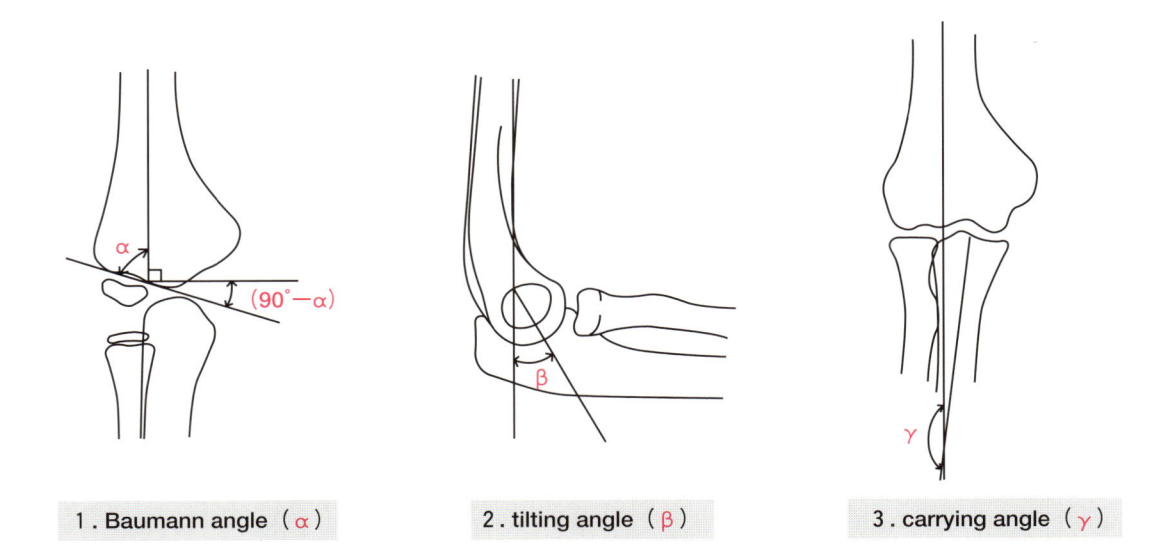

図6　肘部のエックス線読影法

（酒匂崇ほか．整形外科疾患の分類とX線計測．南江堂．p.52.53，山野慶樹．骨折と外傷．金原出版．p.175より改変）

表7 肩甲部の疾患の比較

疾患名	受傷機転	症　状	検　査
肩関節脱臼（烏口下脱臼）	墜落転倒して，手をつき肩関節に過度の伸展力　転倒時に肩峰への直達外力	1）三角筋部膨隆消失　2）肩峰角状突出　3）弾発性固定	
肩鎖関節脱臼	肩部の打撲	階段状変形（第3度）	ピアノキーサイン
腱板断裂	手や肘をついたときの介達外力　つり革を持っていて急停車など	1）運動痛　2）夜間痛　3）限局性圧痛　4）腫脹変形はあまりみられない	ペインフルアークサイン　クレピタスサイン　インピンジメントサイン　ドロップアームサイン
上腕二頭筋長頭腱断裂	肩関節挙上時に強い伸張力が加わる	1）肩関節屈曲制限　2）腫脹，圧痛（＋）	ヤーガソンテスト　スピードテスト　肘伸展テスト
五十肩	外傷の既往なし	1）肩甲部の疼痛（寒冷時，夜間）　2）多方向の運動制限	

表8 上腕骨外科頚外転型骨折と肩関節前方脱臼の比較

疾患名	外観像	触　診	弾発性固定	好発年齢
上腕骨外科頚骨折（外転型）	三角筋部血腫のため腫脹（＋）	肩峰下に骨頭触知	弾発性固定（－）軋轢音を聴取できることができる	高齢者
肩関節前方脱臼（烏口下脱臼）	三角筋部の膨隆消失	肩峰下に骨頭触れず空虚	やや外転位で弾発性固定（＋）他動的に内転をするともとの肢位にもどる．他動的に外転は可能	成人　小児はまれ

表9 上腕骨顆上伸展型骨折と肘関節後方脱臼の比較

	上腕骨顆上伸展型骨折	肘関節後方脱臼
好発年齢	幼少年期	青壮年者
疼痛	限局性圧痛	連続的脱臼痛
腫脹	速やかに出現	24時間位で出現
他動運動	異常可動性	弾発性固定
ヒューター線	乱れない	肘頭高位

表10 橈骨頭，橈骨頚部，肘頭骨折の比較

	特徴	受傷機転	症　状		治療法	合併症
橈骨頭骨折	成人に多い	介＞直	共通症状 ①腫脹,疼痛は,肘関節橈側に限局（単独骨折） ②関節内血腫 ③外反肘 ④回旋運動で軋轢音（転位ありの場合）	①著明な症状なし　軋轢音は聞き難い ②肘関節伸展，屈曲制限は小 ③回内運動が制限，疼痛増大 ④転位小→輪状靱帯	固定期間 2～3週間	Jeffery骨折 ①橈骨頚部骨折 ②尺骨近位端部骨折 ③内側上顆裂離骨折 ④内側側副靱帯損傷
橈骨頚部骨折	小児に多い			①完全伸展位で激痛→肘関節伸展で転位増 ②回外で疼痛増 ③前腕回旋で橈骨頭の共同運動なし		
肘頭骨折	成人に多い ＜分類＞ ①裂離骨折 ②完全骨折 ③関節外型 ④粉砕型	成人…直達外力→屈曲損傷 小児…介達外力→伸展損傷 自家筋力 介＞直	肘関節自動伸展→不能 肘関節自動屈曲→可能		最低4週固定 仮骨形成は1～1.5か月	尺骨神経麻痺

表11　前腕部骨折の定型的転位

	骨折部		定型的転位	作用する筋
橈骨・骨幹部骨折	円回内筋付着部より近位	近位骨片	回外かつ屈曲	回外筋，上腕二頭筋
		遠位骨片	回内	円回内筋，方形回内筋
	円回内筋付着部より遠位	近位骨片	回内回外中間位	回外筋，上腕二頭筋と円回内筋との拮抗作用
		遠位骨片	回内	方形回内筋
前腕両骨・骨幹部骨折	円回内筋付着部より近位	近位骨片	回外　橈骨は橈側かつ掌側に屈曲	回外筋，上腕二頭筋
		遠位骨片	回内	円回内筋，方形回内筋
	円回内筋付着部より遠位	近位骨片	回内回外中間位	回外筋群と円回内筋との拮抗作用
		遠位骨片	回内	方形回内筋
コーレス骨折	橈骨遠位端	近位骨片	掌側	
			回内	方形回内筋
		遠位骨片	背側	
			橈側	母指外転筋
			短縮	腕橈骨筋
			回外	
スミス骨折	橈骨遠位端	近位骨片	背側	
			回外	疼痛のため
		遠位骨片	掌側	
			橈側	母指外転筋
			短縮	腕橈骨筋
			回内	

表12　橈骨遠位端部骨折の転位と固定肢位

	遠位骨片の転位	固定肢位
コーレス骨折	背側・橈側・短縮・捻転（回外）	前腕回内・手関節軽度屈曲（掌屈）・手関節軽度尺屈
スミス骨折	掌側・橈側・短縮・捻転（回内）	前腕回外・手関節軽度伸展（背屈）・手関節軽度尺屈
背側バートン骨折	手根部とともに背側に亜脱臼位	前腕回外・手関節軽度伸展（背屈）
掌側バートン骨折	手根部とともに掌側に亜脱臼位	前腕回内回外中間位・手関節軽度屈曲（掌屈）

表13　指骨骨折の変形と固定肢位

	部位	変形	固定肢位
基節骨骨折	骨幹部	掌側凸	手関節30度伸展（背屈） MP関節30度屈曲 PIP関節70度屈曲 DIP関節20度屈曲
中節骨骨折	浅指屈筋より近位部	背側凸	手関節軽度伸展（背屈）位 MP関節軽度屈曲 PIP・DIP関節伸展
中節骨骨折	浅指屈筋より遠位部	掌側凸	手関節軽度伸展（背屈）位 MP関節軽度屈曲 PIP・DIP関節屈曲
末節骨骨折	深指屈筋より近位部	遠位骨片は掌側に転位	
末節骨骨折	深指屈筋より遠位部	転位なし	

表14　手指の変形

病態	原因	変形			
		MP関節	PIP関節	DIP関節	
正中（中央）索断裂	皮下断裂や切創	過伸展	屈曲	過伸展	ボタン穴変形
終止腱断裂	皮下断裂（突き指など）	−	伸展	屈曲	マレットフィンガー
MP関節の屈曲拘縮，PIP関節の不安定性など		屈曲	過伸展	屈曲	スワンネック変形

※マレットフィンガー（槌指）を放置すると，スワンネック変形（PIP関節過伸展，DIP関節屈曲）が生じる．

表15　指の屈筋腱皮下断裂

浅指屈筋腱断裂	深指屈筋腱断裂	障害される運動
−	＋	DIP関節の自動屈曲
＋	＋	DIP関節とPIP関節の自動屈曲
＋	−	隣接指を伸展した状態での患指PIP関節の自動屈曲

表16　手指疾患のまとめ

疾患名	好発年齢・性別	病態	好発部位	症状
弾発指（ばね指）	中年の女性	手指屈筋腱の限局性肥厚（屈筋腱腱鞘炎）	母指，中指，環指	指をある程度曲げていて，これを伸ばそうとすると突然伸びなくなり，力を入れると急速に伸展する（弾発現象）
ヘバーデン結節	更年期以降の女性	変形性関節症の一種　DIP関節の肥大・変形	DIP関節に多発性に出現	腫脹・軽い運動障害
マレット・フィンガー		指伸筋腱の断裂，弛緩あるいは末節骨の裂離骨折	環指が多いとされている	末節は屈曲位　自動伸展不能
デュピュイトラン拘縮	中年以降の男性（手をよく使う人）	手掌腱膜の肥厚	環指，小指が罹患しやすい	手掌腱膜の無痛性の硬結　MP関節に次ぎ，PIP関節の進行性屈曲拘縮が生じ完全伸展が不能
ドゥケルヴァン病	産後の女性　中年過ぎの女性	長母指外転筋と短母指伸筋が，橈骨茎状突起と伸筋支帯の間で絞扼され，摩擦のため炎症を生じる（狭窄性腱鞘炎）		橈骨茎状突起周辺の腫脹，熱感，圧痛，運動痛など　アイヒホッフテスト陽性：母指を中に入れて手を握り手関節の尺屈を強制すると，手関節の橈側に疼痛を訴える

付録（1） 上肢の重要事項

円回内筋症候群
　円回内筋
　橈側手根屈筋
　長掌筋
　浅指屈筋

→ 円回内筋

前骨間神経症候群
　長母指屈筋
　深指屈筋（示・中指）
　方形回内筋

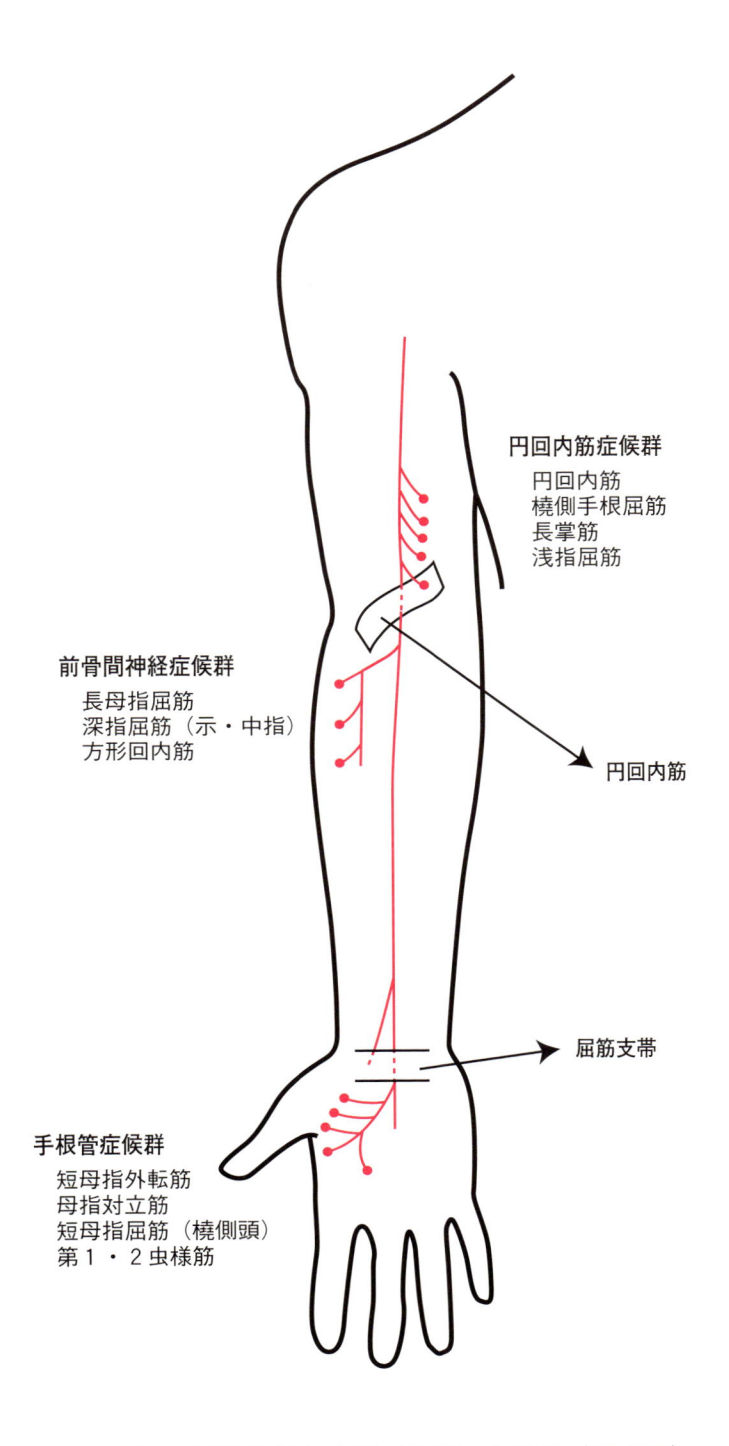

→ 屈筋支帯

手根管症候群
　短母指外転筋
　母指対立筋
　短母指屈筋（橈側頭）
　第1・2虫様筋

図7　正中神経の走行（筋枝）と障害（模式図）

表17 正中神経障害

分類	特徴	原因	症状	身体所見
手根管症候群	40～60歳代の女性に好発	原因不明 腎透析患者のアミロイド沈着 占拠性病変：ガングリオンなど 腱鞘炎：関節リウマチ 変形治癒：キーンベック病，橈骨遠位端骨折 内分泌系：40～60歳代の女性および妊娠後期	初期には，深夜の手のしびれ感や母指から環指にかけての知覚異常が特徴的 さらに日中もしびれ感や知覚異常が続くようになり，母指球筋の筋力低下，巧緻運動障害が出現	ファーレンテスト陽性，手根管部にチネル様徴候陽性，進行すると母指対立運動ができなくなる
円回内筋症候群		正中神経の円回内筋部での圧迫	前腕近位部の鈍痛 運動麻痺は軽度のことが多い チネル徴候が円回内筋の近位に存在 橈側3指のしびれ・知覚異常（手根管症候群ほど症状が強くない） 母指球部のしびれ（手根管症候群では出現しない→手根管より近位部で母指球を支配する正中神経掌側枝が分枝するため） 夜間に症状が増悪しない（手根管症候群では，夜間に症状が増悪する）	
前骨間神経麻痺	<解剖> 前骨間神経は正中神経の運動枝で， ①長母指屈筋 ②示・中指の深指屈筋 ③方形回内筋 を支配する．	前骨間神経の円回内筋深頭部，浅指屈筋起始部での圧迫と考えるより神経痛性筋萎縮症，単発性神経炎であることが多い	多くは何の誘因もなく前腕近位屈側の灼熱痛が数日で治った後に母指，示指の末節に力が入らないことに気が付く 知覚障害は出現しない	母指・示指で丸をつくらせる（Perfect O test）と特異的な肢位である「涙のしずく(tear drop sign)」を呈する

付録（1） 上肢の重要事項

表18　手根管症候群と円回内筋症候群の比較

疾患名	手根管症候群	円回内筋症候群
症状	初期には，深夜の手のしびれ感や**母指から環指にかけての知覚異常**が特徴的である．さらに日中もしびれ感や知覚異常が続くようになり，母指球筋の筋力低下，巧緻運動障害が出現する	前腕近位部の鈍痛 運動麻痺は軽度のことが多い **橈側3指のしびれ・知覚異常**（手根管症候群ほど症状が強くない）
母指球部のしびれ	なし （手根管より近位部で母指球を支配する正中神経掌側枝が分枝するため）	あり
夜間の症状増悪	あり	なし

表19　手根管症候群と前骨間神経麻痺の比較

手根管症候群（サイドピンチ）	前骨間神経麻痺（涙のしずく　tear drop sign）
（母指球筋の萎縮）	
母指球筋（尺骨神経支配の短母指屈筋深頭を除く）が萎縮する．母指MP関節が不安定となり，母指と示指の対立運動を指示すると，サイドピンチになる 示指DIP関節は屈曲可能：前骨間神経（正中神経の筋枝）に支配される深指屈筋は障害されないため	母指と示指で丸印をつくるように指示すると（perfect O test），母指IP関節，示指DIP関節の屈曲が不能となり涙のしずく型を呈する これは長母指屈筋と示指深指屈筋が麻痺するため

上腕三頭筋

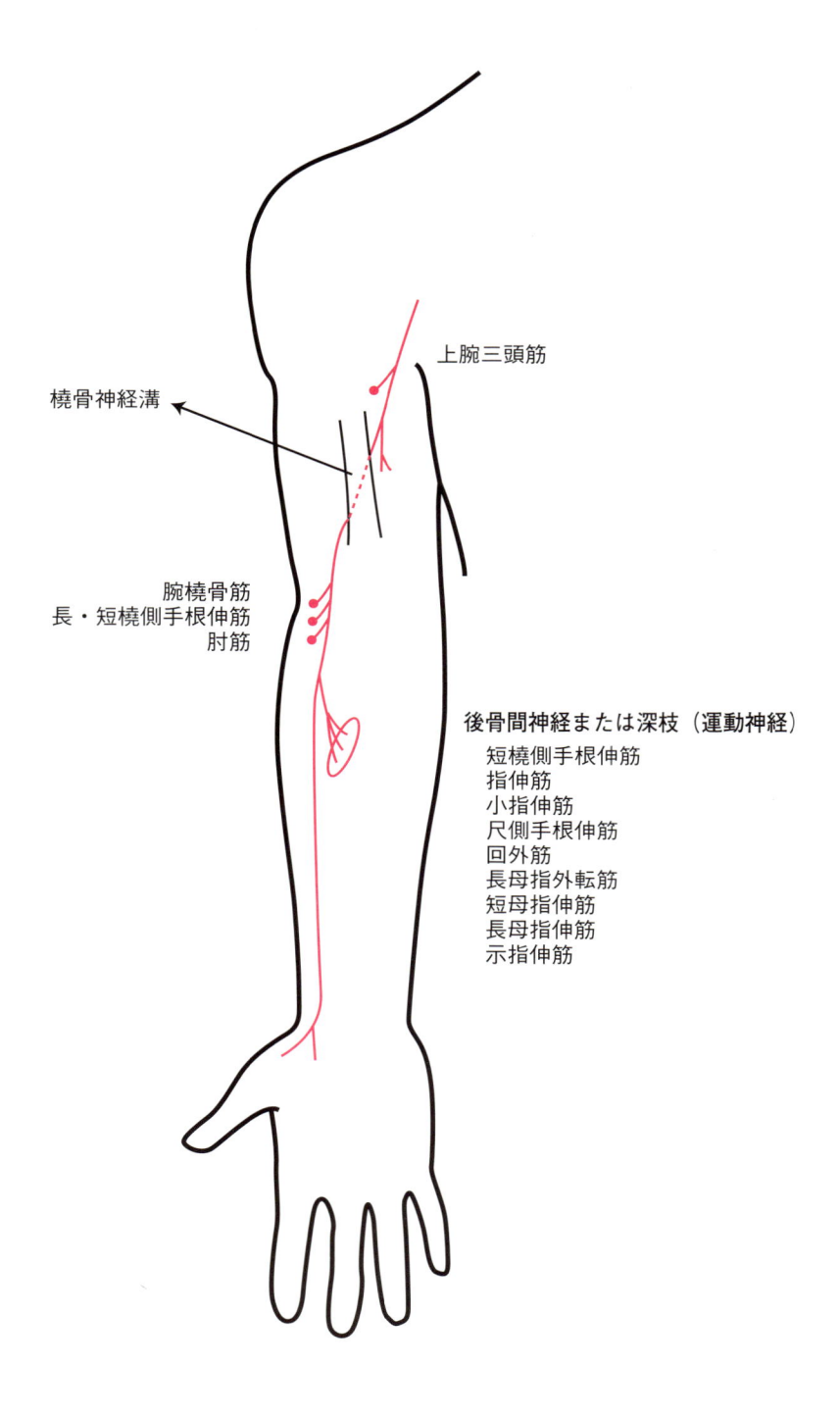

橈骨神経溝

腕橈骨筋
長・短橈側手根伸筋
肘筋

後骨間神経または深枝（運動神経）
　短橈側手根伸筋
　指伸筋
　小指伸筋
　尺側手根伸筋
　回外筋
　長母指外転筋
　短母指伸筋
　長母指伸筋
　示指伸筋

図8　橈骨神経の走行（筋枝）

表20　橈骨神経障害

分類	解剖	原因	症状，身体所見
上腕部での障害（高位麻痺）	上腕では，上腕骨の後面（橈骨神経溝）を外下方に斜走	上腕骨骨折 刃物，ガラスなどによる切創 軽度の圧迫によるSaturday night palsy	知覚障害 下垂手（drop hand）変形
後骨間神経麻痺（橈骨神経深枝麻痺）	橈骨神経本幹は，肘関節高位で知覚枝である浅枝と主に運動枝である深枝とに分枝する	回外筋入口（Frohseのアーケード）部での圧迫 ガングリオン 神経炎 モンテジア骨折 橈骨頭単独脱臼（前方脱臼）	明らかな知覚障害はない 手関節の伸展（背屈）は可能である 母指の伸展外転（長・短母指伸筋，長母指外転筋麻痺のため），第2～第5指のMP関節伸展不能． 下垂指（drop finger）変形：手関節伸展（背屈）はできるが指の伸展不能

表21　下垂手変形と下垂指変形の比較

下垂手（drop hand）変形	下垂指（drop finger）変形
上腕部での橈骨神経障害（上腕骨骨折時など）により発生 手関節の伸展（背屈），母指MP，IP関節の伸展と第2～第5指のMP関節の伸展が不能となる	後骨間神経（橈骨神経深枝）麻痺時（モンテジア骨折時など）に発生 手関節の伸展（背屈）を命じると橈側方向に伸展（背屈）する．これは長橈側手根伸筋が働くためである 指は母指MP，IP関節の伸展と第2～第5指のMP関節の伸展が不能となる

尺側手根屈筋
深指屈筋（尺側半）

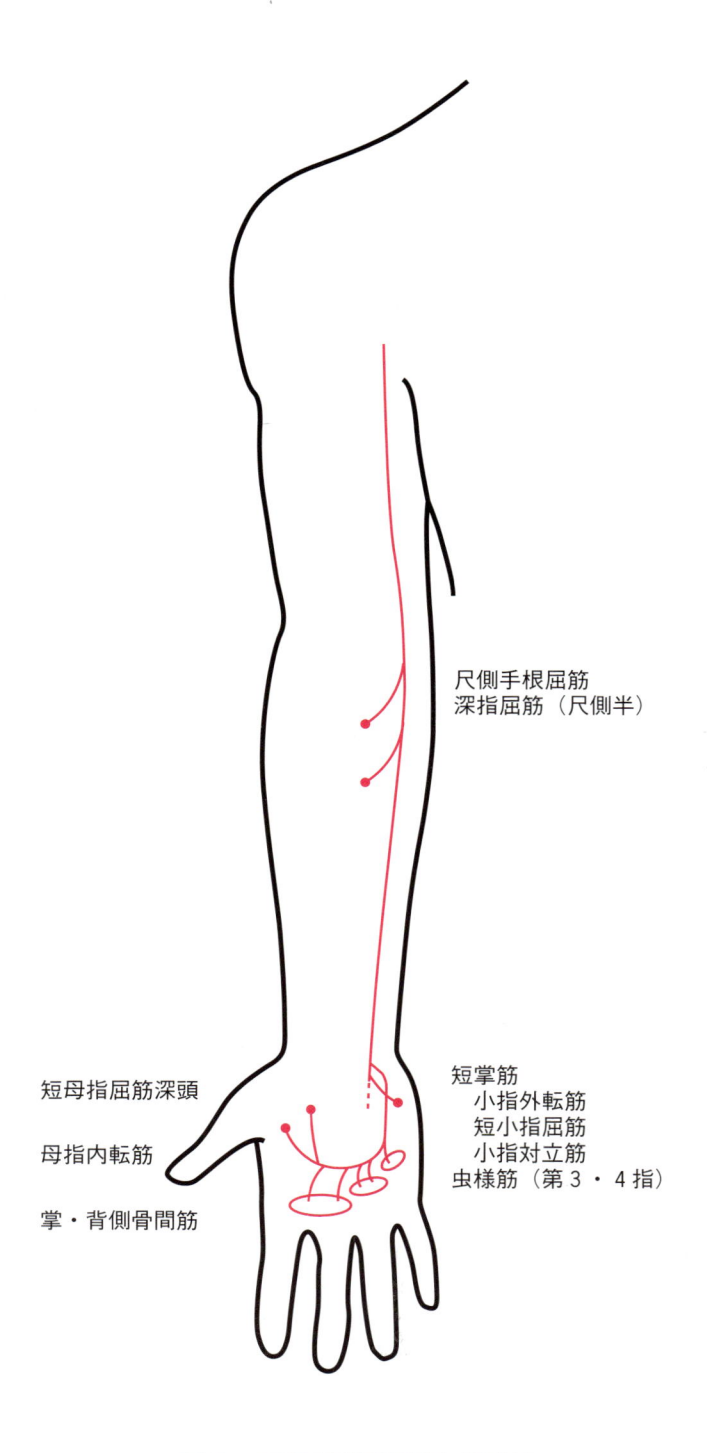

短母指屈筋深頭

母指内転筋

掌・背側骨間筋

短掌筋
小指外転筋
短小指屈筋
小指対立筋
虫様筋（第3・4指）

図9　尺骨神経の走行（筋枝）

表22　尺骨神経障害

分類	解剖	原因	症状，身体所見
肘部管症候群	尺骨神経は上腕骨内側上顆の後方にある尺骨神経溝を通り，尺側手根屈筋の2つの起始の間（Osborneバンド）へと進む．尺骨神経溝から尺側手根屈筋への入口部までを肘部管とよぶ	肘部管部で絞扼性神経障害 変形性肘関節症（50歳代の男性に多い） 上腕骨外顆骨折後の外反肘変形による遅発性尺骨神経麻痺（30歳前後の男性に多い）	尺骨神経領域の知覚障害 小指球部の萎縮 フロマン（Froment）徴候が陽性：紙を母指と示指で挟ませて引っ張ると患側の母指IP関節が屈曲する 鷲手変形（かぎ爪指）：環・小指のMP関節が過伸展しPIP，DIP関節が屈曲する変形である cross finger testが陽性（示指の上に中指を交叉させる運動ができない）このテストは骨間筋（尺骨神経支配）麻痺のために出現する 肘屈曲テスト(elbow flexion test)：肘最大屈曲，手関節最大伸展（背屈）を3分とらせるとしびれ感，痛みが再現するものを陽性とする．この肢位は肘部管内圧が上昇するために誘発試験として使用される
尺骨神経管症候群（ギヨン管症候群）	尺骨神経管の位置：豆状骨と有鉤骨鉤の間を通る部分	ガングリオンによる占拠性病変 長時間のサイクリングでのグリップによる圧迫	絞扼部により症状は異なるが，浅枝（知覚枝），深枝（運動枝）とも絞扼される場合と，浅枝のみの場合，深枝のみの場合がある．運動障害がある場合は，フロマン徴候，鷲手変形，cross finger test陽性となる 知覚障害は手掌尺側に認め手背尺側の異常を認めない．（ギヨン管に入る前に尺骨神経手背枝が分枝するために手背尺側の異常を認めない．肘部管症候群では手掌・背の知覚異常を認める）

●は小指球筋の萎縮

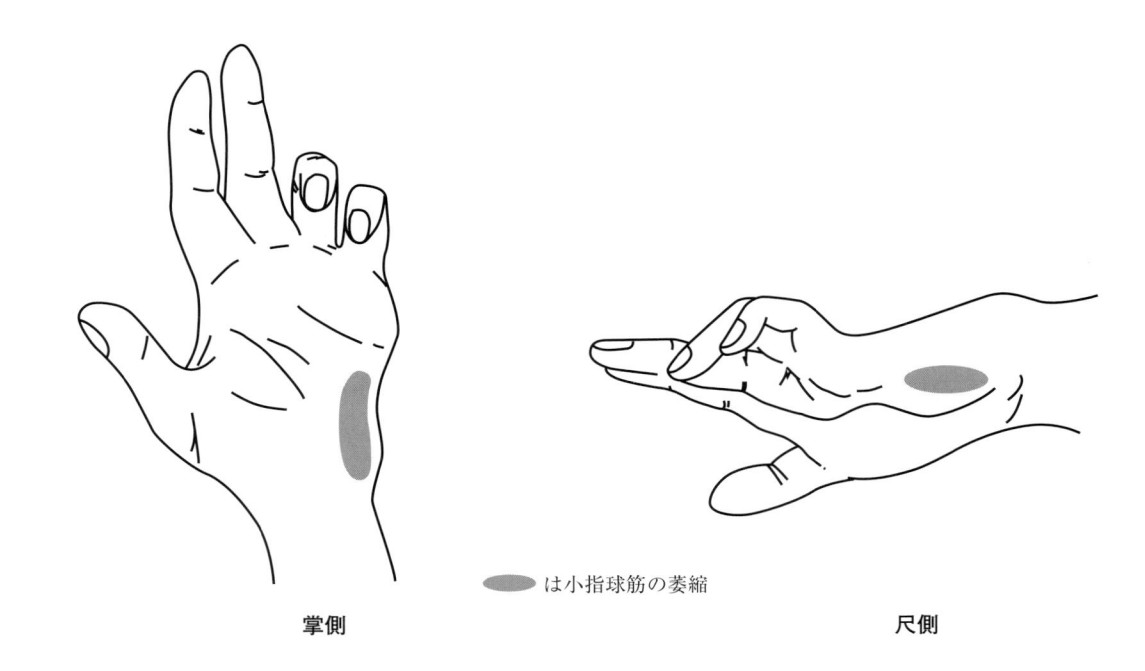

掌側　　　　　　　　　　　　　　　　　尺側

　鷲手変形（かぎ爪指）：環・小指のMP関節が過伸展し
　　　　　　　　　　　　PIP・DIP関節が屈曲する変形
　このような変形になるのは，尺骨神経支配の第3・4虫様筋，骨間筋，深指屈筋が麻痺しているのに対し，橈骨神経支配の総指伸筋が作用して筋力のバランスが崩れるからである．
　示・中指は正中神経支配の第1・2虫様筋が麻痺しないので鷲手変形にならない．

図10　鷲手変形

付録 (2)
下肢の重要事項

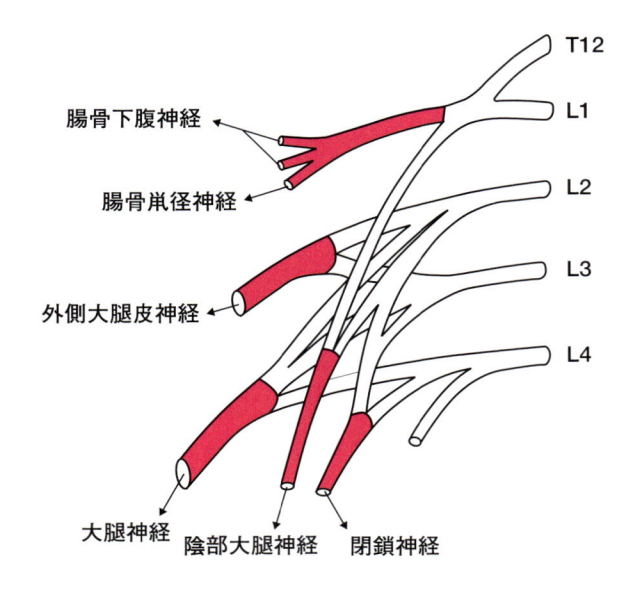

図11　腰神経叢

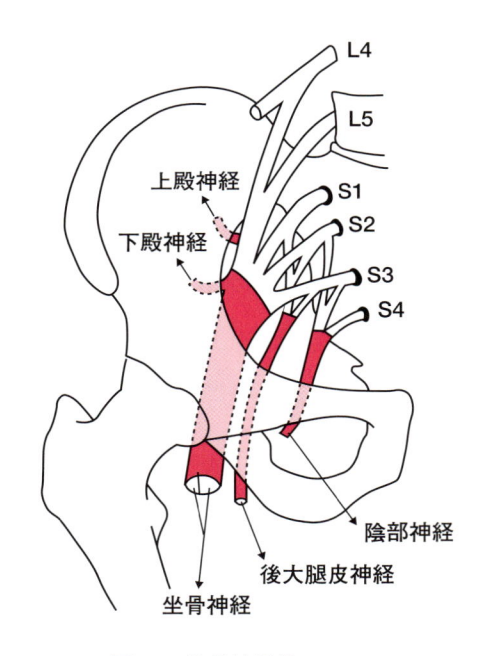

図12　仙骨神経叢

(図11, 図12：伊藤隆. 解剖学講義. 第2版. 南山堂. p.207, 211より改変)

付録（2） 下肢の重要事項

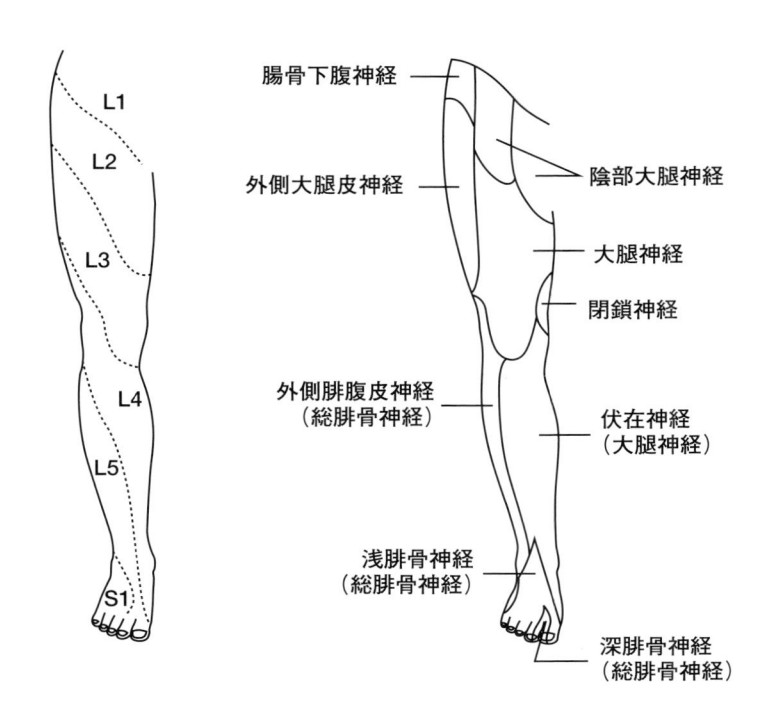

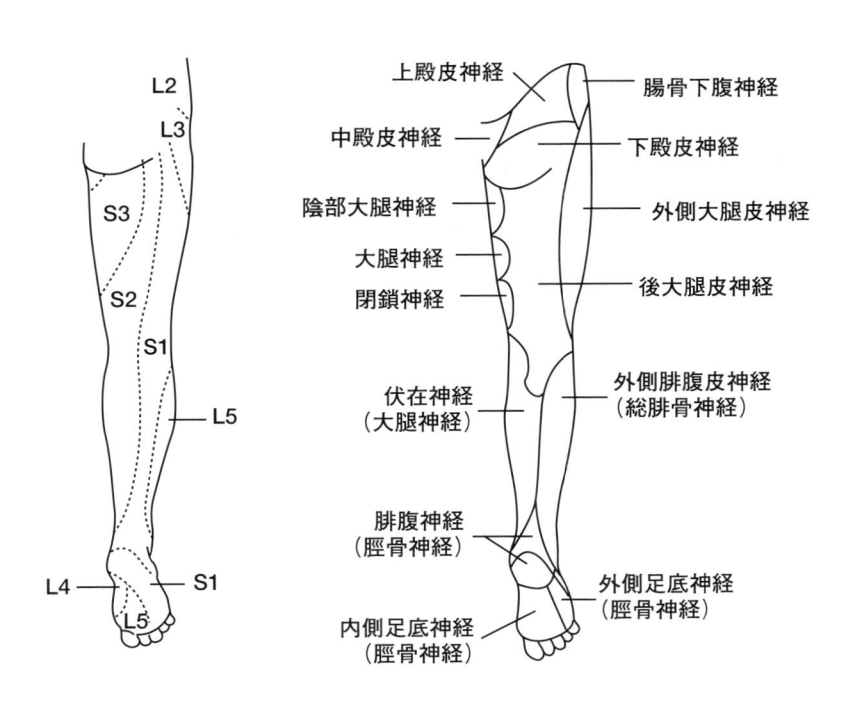

図13　下肢のデルマトームと知覚神経支配

表23 股関節の運動と筋

運動の種類	主要筋		支配神経
屈曲	腸腰筋		腰神経叢, 大腿神経　L1〜L4
	大腿筋膜張筋		上殿神経　L4〜L5
	大腿直筋		大腿神経　L2〜L4
	恥骨筋		閉鎖神経, 大腿神経　L2〜L3
伸展	大殿筋		下殿神経　L4〜S2
	大腿二頭筋（長頭）		坐骨神経（脛骨神経部）L4〜S2
	半膜様筋		坐骨神経（脛骨神経部）L5〜S2
	半腱様筋		坐骨神経（脛骨神経部）L4〜S1
外転	大腿筋膜張筋		上殿神経　L4〜S1
	中殿筋		上殿神経　L4〜S1
内転	大内転筋		閉鎖神経, 坐骨神経（脛骨神経部）L3〜L4
	長内転筋		閉鎖神経　L2〜L4
	短内転筋		
	薄筋		
	恥骨筋		閉鎖神経, 大腿神経　L2〜L3
外旋	深層外旋6筋	外閉鎖筋	閉鎖神経　L3〜L4
		内閉鎖筋	仙骨神経叢　L4〜S2
		上双子筋	仙骨神経叢　L4〜S2
		下双子筋	仙骨神経叢　L4〜S2
		大腿方形筋	仙骨神経叢　L4〜S1
		梨状筋	仙骨神経叢　L(4,5), S1
	大殿筋		下殿神経　L(4), 5, S1,(2)
内旋	小殿筋		上殿神経　L4〜S1

表24 膝関節の運動と筋

運動の種類	主要筋		支配神経
伸展	大腿四頭筋	大腿直筋（2関節筋）	大腿神経　L2〜L4
		外側広筋	大腿神経　L3〜L4
		中間広筋	大腿神経　L2〜L4
		内側広筋	大腿神経　L2〜L3
	大腿筋膜張筋		上殿神経　L4〜S1
屈曲	大腿二頭筋	長頭	坐骨神経（脛骨神経部）L5〜S2
		短頭	坐骨神経（腓骨神経部）L5〜S1
	半膜様筋		坐骨神経（脛骨神経部）L4〜S1
	半腱様筋		坐骨神経（脛骨神経部）L(4), 5, S1,(2)

表25 足関節・足部の運動と筋

運動の種類	主要筋	支配神経	
底屈 (屈曲)	長腓骨筋	浅腓骨神経	L5〜S1
	腓腹筋	脛骨神経	L(4), 5〜S1, (2)
	ヒラメ筋	脛骨神経	L(4), 5〜S1, (2)
	足底筋	脛骨神経	L4〜S1
背屈 (伸展)	前脛骨筋	深腓骨神経	L4〜S1
	長趾伸筋	深腓骨神経	L4〜S1
	第3腓骨筋	深腓骨神経	L4〜S1
外がえし	長腓骨筋	浅腓骨神経	L5〜S1
	短腓骨筋	浅腓骨神経	L5〜S1
内がえし	後脛骨筋	脛骨神経	L5〜S1, (2)
	長趾屈筋	脛骨神経	L5〜S2
外転	第3腓骨筋	深腓骨神経	L4〜S1
内転	後脛骨筋	脛骨神経	L5〜S1, (2)

表26 足趾の運動と筋

運動の種類		主要筋	支配神経
母趾屈曲	MTP関節	長母趾屈筋	脛骨神経　L5〜S2
	IP関節	短母趾屈筋	内・外側足底神経　L4〜S1
母趾伸展	MTP関節	長母趾伸筋	深腓骨神経　L4〜S1
	IP関節	短母趾伸筋	
趾屈曲	MTP関節	虫様筋	第1・2：内側足底神経　L5〜S1 第3・4：外側足底神経　S1〜2
	PIP関節	長趾屈筋	脛骨神経　L5〜S2
	DIP関節	短趾屈筋	内側足底神経　L5〜S1
趾伸展	MTP関節	長趾伸筋 短趾伸筋	深腓骨神経　L4〜S1
	PIP関節	虫様筋	第1・2：内側足底神経　L5〜S1
	DIP関節		第3・4：外側足底神経　S1〜2

表27　骨盤骨の裂離骨折

剥離部位	作用する筋	受傷機転	代表的スポーツ
上前腸骨棘	大腿筋膜張筋，縫工筋	股関節の急激な伸展と体幹の伸展が同時に行われる動作 股関節最大伸展位から股・膝関節の屈曲が同時に起こった場合	短距離走のスタート時，短距離走のゴール寸前の加速期
下前腸骨棘	大腿直筋	大腿直筋の急激な収縮や過伸長 受傷機転は上前腸骨棘と同一である 上前腸骨棘より発生頻度は少ない	サッカーのキック時
坐骨結節	ハムストリングス（大腿二頭筋長頭，半膜様筋，半腱様筋）	体幹前傾姿勢から急に膝関節を伸展した場合	ハードル走
坐骨結節	大内転筋	両下肢を急激に外転させる動作	チアリーダーの開脚
腸骨稜	内・外腹斜筋，腹横筋	骨盤を固定したまま体幹を回旋した場合	柔道の投げ技，陸上競技での投擲，野球の空振り時など

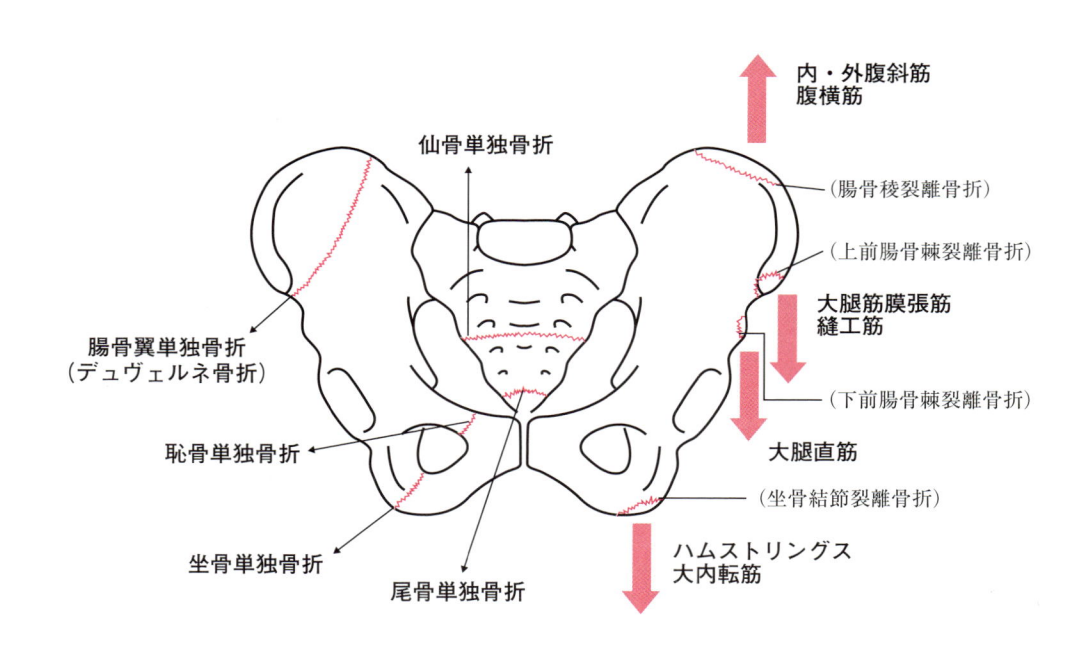

図14　骨盤単独骨折

表28　大腿骨頚部内側骨折（内転型）と股関節後方脱臼の比較

	肢位	下肢短縮	股関節部
大腿骨頚部内側骨折（内転型）	一般に下肢の内転，外旋位	内転転位が大きいほど（＋）	腫脹（＋）；内側骨折＜外側骨折
股関節後方脱臼	下肢は屈曲，内転，内旋で弾発性固定	（＋）	股関節部の無抵抗 殿筋の深部に移動した骨頭を触れる

表29　股関節の後方脱臼と前方脱臼の比較

分類		受傷機転	特徴	症状	合併症
後方脱臼	腸骨脱臼	介＞直 ダッシュボード損傷 屈曲，内旋，内転	短縮大 骨頭像は寛骨臼上縁と重なる	定型的肢位 常に大転子高位 殿溝上方移動 股関節部腫脹→小 股関節運動制限 外転，外旋，伸展不能 屈曲，内旋やや可能	大腿骨頭靱帯は常に離断 坐骨神経損傷 大腿骨頭壊死
	坐骨脱臼		変形大 骨頭が寛骨臼と同じ高さの時正常にみえる		
前方脱臼	恥骨上脱臼	過伸展，外旋，外転	真性短縮 下肢が外転位の場合 → 患肢仮性延長 関節包の前上部を破る	自動運動不可 他動で， ○外転，外旋 ×内転，内旋	大腿神経，大腿動・静脈損傷
	恥骨下脱臼（閉鎖脱臼）	屈曲，外旋，強く外転	患肢は真性延長 殿部扁平 関節包の前下部を破る	わずかに，外転，屈曲可能 外旋も少し	閉鎖神経，閉鎖動・静脈損傷

表30　股関節部の有痛性疾患

	特徴	主訴	病態	所見
ペルテス（Perthes）病	6～7歳 男児に多い	股関節痛 大腿から膝関節痛	大腿骨近位端部（骨端核）の阻血性壊死	ドレーマン徴候陽性 股関節の屈曲，外転，内旋が障害
大腿骨頭すべり症（慢性型）	思春期（10～16歳） 男性に多い 肥満児	股関節痛 大腿から膝関節痛	大腿骨近位骨端線で骨端部が頚部に対して後下方にすべる	ドレーマン徴候陽性 患肢は外旋する 股関節の屈曲、外転、内旋の制限
化膿性関節炎	乳児	おしめ交換時号泣 発熱	黄色ブドウ球菌による化膿性関節炎が多い	股関節は屈曲、外転、外旋する
単純性股関節炎	6～7歳 男児に多い	股関節痛 大腿から膝関節痛	原因不明	1～2週間の経過観察で治癒

表31 膝関節の軟部組織損傷

疾 患 名	受傷機転	症 状	検 査	合 併 症
前十字靱帯損傷	ジャンプからの着地，急停止，方向転換など大腿四頭筋を強く収縮したとき 単独損傷は非接触時に多い	膝くずれ	前方引き出しテスト ラックマンテスト	内側側副靱帯損傷 内側半月板損傷 膝関節脱臼
後十字靱帯損傷	膝の過伸展や過屈曲の強制，脛骨前面を強打による	脛骨の後方落ち込み	後方引き出しテスト	膝関節脱臼
半月板損傷	下腿の速い回旋運動が加わったとき	関節血腫 膝くずれ 嵌頓症状など	マックマレーテスト アプレーテスト	内側側副靱帯損傷 前十字靱帯損傷 大腿骨顆部骨折 膝関節脱臼
内側側副靱帯損傷	下腿外旋，大腿内旋した状態で，外転力が加わる	外反不安定性	外転ストレステスト アプレーテスト	前十字靱帯損傷 内側半月板損傷 大腿骨顆部骨折 膝関節脱臼
外側側副靱帯損傷	下腿内旋，大腿外旋した状態で，内転力が加わる	内反不安定性	内転ストレステスト	膝関節脱臼

表32 膝関節の動きと靱帯の状態（＋；緊張，－；弛緩）

	内側側副靱帯	外側側副靱帯	前十字靱帯	後十字靱帯
屈曲	－	－	屈曲角度により異なる	
伸展	＋	＋	＋	－
内旋	－または＋	－または＋	＋	＋
外旋	＋	＋	－	－

表33　下肢の主な神経の支配筋と関連する外傷

神経		支配筋	関連する疾患	特徴
坐骨神経		半腱様筋 半膜様筋 大腿二頭筋長頭 大腿二頭筋短頭	骨盤の骨折 股関節後方脱臼 脊椎カリエス 椎間板ヘルニア 梨状筋症候群	股関節伸展障害 膝関節屈曲障害 SLR test 陽性
大腿神経		大・小腰筋 腸骨筋 縫工筋 恥骨筋 大腿直筋 内側広筋 外側広筋 中間広筋 大内転筋	股関節前方脱臼 大腿骨骨折 椎間板ヘルニア	股関節屈曲障害 膝関節伸展障害 FNS test 陽性
閉鎖神経		外閉鎖筋 短内転筋 大内転筋 長内転筋 薄筋 恥骨筋	骨盤内器官腫瘍 手術等での損傷	大腿内側部の疼痛 股関節内転障害
総腓骨神経	深腓骨神経	前脛骨筋 長趾伸筋 長母趾伸筋 第3腓骨筋 短指趾筋	腓骨骨折 ギプス固定 圧迫	足関節背屈（伸展）障害 麻痺性尖足 内反尖足
	浅腓骨神経	長腓骨筋 短腓骨筋		
脛骨神経		腓腹筋 膝窩筋 足底筋 ヒラメ筋 後脛骨筋 長趾屈筋 長母趾屈筋	膝関節脱臼	足関節底屈（屈曲）障害 踵足（背屈，外反） 足弓の低下消失

表34 足部の代表的な有痛性疾患

疾 患 名	好 発	原因・病因	好発部位	症 状
足根管症候群		絞扼神経障害 足根管内で脛骨神経が圧迫される	足関節内果後下方	足根管部痛 足底から足趾にかけての放散痛 チネル様徴候（＋） 足底部に知覚障害
足底腱膜炎	中年の女性	足底腱膜に繰り返しの牽引力が加わり発生 滑液包炎	踵骨内側底面	起立時や長途歩行時に踵部痛 圧痛 骨棘形成
モートン病	中年以後 女性	絞扼神経障害 中足骨骨頭間で趾神経が圧迫される	第3・4趾間 第2・3趾間にもみられる	疼痛 趾間に圧痛 末梢領域に知覚障害
フライバーグ病 （第2ケーラー病）	10～17歳 女子	中足骨骨頭の阻血性骨壊死	第2中足骨に多い 次いで第3・4中足骨	中足骨骨頭部の疼痛，腫脹，圧痛
第1ケーラー病	4～8歳 男子	足舟状骨骨核の阻血性骨壊死	足舟状骨	運動痛・圧痛 軽度の腫脹 ときに跛行
セーヴァー病 （踵骨骨端症）	10歳前後 男子	繰り返しのアキレス腱の牽引力が加わり発生 オスグッド病と発生機序は類似	踵骨結節部	踵骨結節部の疼痛 骨端核の分節化，硬化 骨端線の拡大や不整
外脛骨	10～15歳頃	過剰骨	舟状骨の内側 後脛骨筋腱内	スポーツ後に内果前下方部に疼痛
外反母趾	女性 10歳代～ 40歳代～	履き物（ハイヒール等） 体重増加，筋力低下 遺伝的要素	母趾のMTP関節	母趾の外反 関節の内側が突出
行軍骨折	発育期のスポーツ選手	中足骨の疲労骨折	第2・3中足骨	疼痛 早期はX線所見は認められない

【参考文献】

相磯貞和（訳）．ネッター解剖図譜．丸善；2001．

石井清一，平澤泰介（監修）．標準整形外科学　第8版．医学書院；2002．

伊藤　隆．解剖学講義．南山堂；2001．

内西兼一郎（編）．末梢神経損傷診療マニュアル．金原出版；1991．

亀山　修．プチ整形外科－外傷・障害の分類と治療－．南江堂；2000．

小林　昭（編）．2003-'04整形外科カンファレンス必携．中外製薬株式会社；2003．

阪本桂造．スキーによる母指MP関節靱帯損傷．MB Orthop, 8(11), 53-58, 1995．

酒匂　崇，茨木邦夫ほか．整形外科疾患の分類とX線計測．南江堂；1994．

全国柔道整復学校協会・教科書委員会（編）．柔道整復学（理論編）第4版．南江堂；2003．

全国柔道整復学校協会・教科書委員会（編）．柔道整復学（実技編）．南江堂；2003．

高倉義典（編）．足の診療ハンドブック．南江堂；2001．

竹内孝仁，細田多穂（編）．体表解剖と代償運動．医歯薬出版；2001．

玉井健介，宗田　大（訳）．ロックウッドに学ぶ骨折ハンドブック．メディカル・サイエンス・インターナショナル；2004．

寺山和雄，片岡　治（監修）．肘と手・手関節の痛み．南江堂；1997．

中村隆一，斎藤　宏，長崎　浩．基礎運動学　第6版．医歯薬出版；2003．

日本整形外科学会（編）．整形外科用語集　第5版増補．南江堂；2001．

廣谷速人．しびれと痛み　末梢神経絞扼障害．金原出版；1997．

福林　徹（監修）．動きでわかる解剖と機能．医道の日本社；1999．

富士川恭輔，鳥巣岳彦（編）．骨折脱臼．南山堂；2000．

増原健二（監修）高倉義典，北田　力（編）．足の臨床　改訂版．メジカルビュー社；2001．

村地俊二，三浦孝行（編）．骨折の臨床　第3版．中外医学社；2002．

斎藤明義（訳）．写真で学ぶ整形外科テスト法［増補改訂新版］．医道の日本社；2004．

山野慶樹．骨折と外傷－治療の考え方と実際－．金原出版；2000．

Stener B. Displacement of the ruptured ulnar collateral ligament of the metacarpophalangeal joint of the thumb. JBJS. 44-B, 869-879, 1962.

日本整形外科学会（編）．整形外科用語集　第6版．南江堂；2006．

国分正一，鳥巣岳彦（監修）．標準整形外科学　第10版．医学書院；2008．

【監修者略歴】

勝見泰和（かつみ やすかず）

1948年	大阪府生まれ
1974年	京都府立医科大学医学部卒業
1983年	医学博士
1986年	手の外科学会評議員
1988年	京都府立医科大学整形外科学教室講師
1989年	明治鍼灸大学整形外科学教室教授
同 年	明治鍼灸大学附属病院整形外科部長
1991年	中部日本整形・災害外科評議員
1997～2002年	手の外科学会機能評価委員
2004年	明治鍼灸大学附属病院副院長
2007年	宇治武田病院院長　現在に至る

【著者略歴】

伊藤　譲（いとう ゆずる）

1969年	大阪府生まれ
1993年	明治鍼灸大学鍼灸学部卒業
1995年	明治鍼灸大学大学院修士課程修了（鍼灸学修士）
同 年	伊藤整形外科リハビリテーション科勤務
1998年	新協和病院リハビリテーション科勤務
2001年	明治東洋医学院専門学校柔道整復学科卒業
同 年	明治鍼灸大学リハビリテーション科学教室助手
2002年	明治鍼灸大学医療技術短期大学部柔道整復学教室助手
2004年	明治鍼灸大学医療技術短期大学部基礎柔道整復学教室講師
同 年	大阪医科大学大学院医科学研究科（博士課程）入学
2005年	明治鍼灸大学保健医療学部基礎柔道整復学教室講師
同 年	柔道整復師専科教員
2008年	大阪医科大学大学院医学研究科（博士課程）修了（医学博士）
同 年	大阪医科大学基盤医学Ⅰ講座生理学教室非常勤教員
同 年	了徳寺大学健康科学部整復医療・トレーナー学科准教授（現在に至る）
同 年	日本体力医学会評議員
2009年	大阪医科大学生命科学講座生理学教室非常勤教員（現在に至る）

荒木誠一（あらき せいいち）

1972年	大阪府生まれ
1995年	明治鍼灸大学鍼灸学部卒業
同 年	古東整形外科勤務
1998年	明治東洋医学院専門学校柔道整復学科卒業
2001年	明治東洋医学院専門学校専任講師
2005年	あらき鍼灸整骨院院長　現在に至る

柔道整復師国家試験対策
臨床実地問題から学ぶ柔道整復理論

2005年 8月25日　初版　第1刷
2007年12月15日　初版　第2刷
2009年12月25日　初版　第3刷

監　　修　勝見泰和
著　　者　伊藤　譲、荒木誠一
発　行　者　戸部　慎一郎
発　行　所　株式会社 医道の日本社
　　　　　〒237-0068　神奈川県横須賀市追浜本町1-105
　　　　　電話 (046)865-2161　　振替 00180-0-880290
　　　　　FAX (046)865-2707

2005©Ido-no-Nippon-Sha,Inc.
印刷　ベクトル印刷 株式会社
ISBN978-4-7529-5084-4　C3047